RECLAIMING YOUR BODY:

NOTES FROM THE DOCTOR

Fatty Liver Disease & Weight Management

王子楠　田聪亮　著

体重革命——医生手记

医学科普丛书

脂肪肝与体重管理

U1008624

大连理工大学出版社
辽宁科学技术出版社

图书在版编目（CIP）数据

脂肪肝与体重管理 / 王子楠，田聪亮著. -- 大连 : 大连理工大学出版社；沈阳 : 辽宁科学技术出版社，2025. 8. --（体重革命 : 医生手记 / 曲鹏主编）.

ISBN 978-7-5685-5944-7

Ⅰ. R575.5；R589.2

中国国家版本馆 CIP 数据核字第 202551V467 号

脂肪肝与体重管理
ZHIFANGGAN YU TIZHONG GUANLI

出 版 人: 苏克治
策划编辑: 苏克治　顾　丰
责任编辑: 邵　婉
责任校对: 李宏艳
封面设计: 周　洁

出版发行: 大连理工大学出版社
（地址: 大连市软件园路80号，邮编: 116023）
电　　话: 0411-84707410　0411-84708842（营销中心）
0411-84706041（邮购及零售）
邮　　箱: dutp@dutp.cn
网　　址: https: //www.dutp.cn

印　　刷: 大连图腾彩色印刷有限公司
幅面尺寸: 145mm × 208mm
印　　张: 4.25
字　　数: 90千字
版　　次: 2025 年 8 月第 1 版
印　　次: 2025 年 8 月第 1 次印刷
书　　号: ISBN 978-7-5685-5944-7
定　　价: 45.00 元

本书如有印装质量问题，请与我社营销中心联系更换。

《体重革命——医生手记》编委会

顾　　问	胡大一	韩雅玲	董尔丹
丛书主编	曲　鹏		
丛书副主编	赵美森	李梵松	林景荣
编　　委	庄媛媛	司彦文	于英慧
	侯　菲	王子楠	田聪亮
	孙萌洁	谢明征	李　昱
	门莉莉	刘海斌	傅鹤宇
	王　峥	刘立清	王震男
	郭林璇	高峰杉	航　概
	刘健松	鲍英善	张欣怡
	张茂楠	周海成	

前言

在现代的快节奏生活中，一种看似“无害”的疾病正悄然侵袭着国人的健康——脂肪肝。它不痛不痒，却可能成为肝硬化、糖尿病甚至肝癌的“导火索”；它普遍存在，却常常被忽视，直到体检报告上的异常指标才引起警觉。

脂肪肝（fatty liver disease）是一种以肝细胞内脂肪过度堆积为主要特征的常见肝脏疾病，已成为全球慢性肝病的主要病因之一。随着肥胖、代谢综合征和糖尿病发病率的攀升，脂肪肝的患病率逐年增加，全球发病率达 25%，中国成年人患病率高达 30%。腰围每增加 1 cm，肝脏脂肪沉积风险上升 3%——这不是简单的体重数字游戏，而是一场关乎代谢生死的隐形战役。不仅威胁公众健康，还可能给医疗卫生系统带来沉重负担。

近年来，脂肪肝的发病机制研究取得了显著进展。研究表明，脂肪肝的发病是长期摄入高糖高脂食物、胰岛素抵抗、氧化应激、肠道菌群紊乱、遗传易感性等多因素交互作用的结果。然而，其早期诊断仍面临挑战，部分患者无明显症状，依赖影像学或肝活检确诊。在治疗方面，生活方式干预（如饮食控制和运动等）仍是基石。

本文从脂肪肝的成因、危害、干预方法及常见误区等方面展开，强调通过科学饮食、运动、中医调理等综合手段实现肝脏健康的逆转与管理。

1. 脂肪肝的早期干预与逆转关键指标解读

脂肪肝的早期干预至关重要，能在疾病进展为更严重的肝纤维化或肝硬化前有效阻断其发展。干预的核心在于及时识别高风险人群，如超重、糖尿病或代谢综合征患者，并通过综合管理策略降低肝脏脂肪沉积。

在评估逆转效果时，需密切关注一系列关键指标。

（1）直接指标：肝脏脂肪含量（经超声、MRI 等无创检查监测），若脂肪比例下降超 30%，则为显著改善；

（2）肝功能指标：ALT、AST 等生物标志物持续降至正常范围（ALT 男性＜ 40 U/L、女性＜ 35 U/L），提示肝细胞炎症缓解；

（3）代谢指标：空腹血糖、糖化血红蛋白（HbA1c）及血脂谱（如甘油三酯、低密度脂蛋白胆固醇等）的优化，反映整体代谢健康提升；

（4）体成分指标：腰围每减少 5 cm 可显著降低肝脏脂肪风险，目标是将 BMI 控制在 24 kg/m^2 以下，腰围男性＜ 90 cm、女性＜ 85 cm。

2. 脂肪肝食谱与护肝食材推荐

脂肪肝的饮食调理需聚焦护肝食材选择与科学食谱搭配，以此减少肝脏脂肪沉积、改善代谢健康。包括核心护肝、抗氧化抗炎类食材；

调节血脂类、降低肝脏甘油三酯类食材；控糖降脂类食材等。饮食目的是减少脂肪合成，促进脂肪排泄，减缓血糖上升，提供优质蛋白类，维持肌肉量且不加重肝脏负担。 提供日常简易食谱，同时需限制高糖饮料、加工食品及高脂肪摄入。坚持此饮食模式，配合腰围、BMI 控制，可逐步降低肝脏脂肪比例，改善肝功能指标。

3. 运动与生活方式干预

运动是脂肪肝管理的重要手段，科学运动方案可显著促进肝脏脂肪代谢：每周需累计 150 分钟中等强度有氧运动（如快走、游泳、骑车等），或 75 分钟高强度运动（如跑步、跳绳等），通过增强脂肪氧化、改善胰岛素敏感性，减少肝脏脂肪堆积。

同时，需要配合生活方式调整：严格戒烟限酒，保证每晚 7~9 小时睡眠，通过冥想、深呼吸等方式管理压力（减少皮质醇对肝脏的损伤）。这套综合策略与饮食控制联动，可加速肝脏脂肪逆转，全面优化代谢指标。

4. 中医辅助调理

中医辅助调理脂肪肝，以“疏肝健脾、祛湿化痰”为核心，结合体质辨证与整体调理，助力肝脏脂肪代谢恢复平衡。日常可饮用决明子茶（清肝降脂）、山楂陈皮茶（消食化积），兼顾调理与养生，同时，提醒读者不要盲目服用中药材如何首乌、土三七等，可能导致药物性肝损伤。中医调理需与饮食、运动结合，强调“治未病”，通过改善体质从根源减少肝脏脂肪堆积，尤其适合轻度脂肪肝及代谢紊乱人群，实现标本兼治。

本书让你重新认识脂肪肝，通过营养治疗，三大营养素重构，中医食疗方案及三餐食谱示范和生活方式干预等方法，让肝脏重获新生。直击 90% 脂肪肝饮食误区：素食陷阱、饥饿疗法，消瘦体形、中药滥用风险，不但脂肪肝没治好，身体健康还受到影响。本书深入从肝脏脂肪沉积的元凶到蛋白质精准阻击，解码中医“肝郁脾虚”理论，全周期管理，科学重塑肝脏健康，实现长期健康管理目标。

本书科研资料整理、图片编辑及部分章节的编写由大连医科大学程丽负责，她为本书做出了重要贡献，在此表示感谢。

著　者

2025 年 6 月

目录

第一章　从内脏脂肪到肝损伤，看懂代谢密码，逆转从这里开始 / 001

第二章　营养治疗脂肪肝的核心策略 / 041

第五章　从踩坑到避坑：手把手教你识别常见误区 / 097

第六章　个性化执行管理 / 113

第七章　附表 / 119

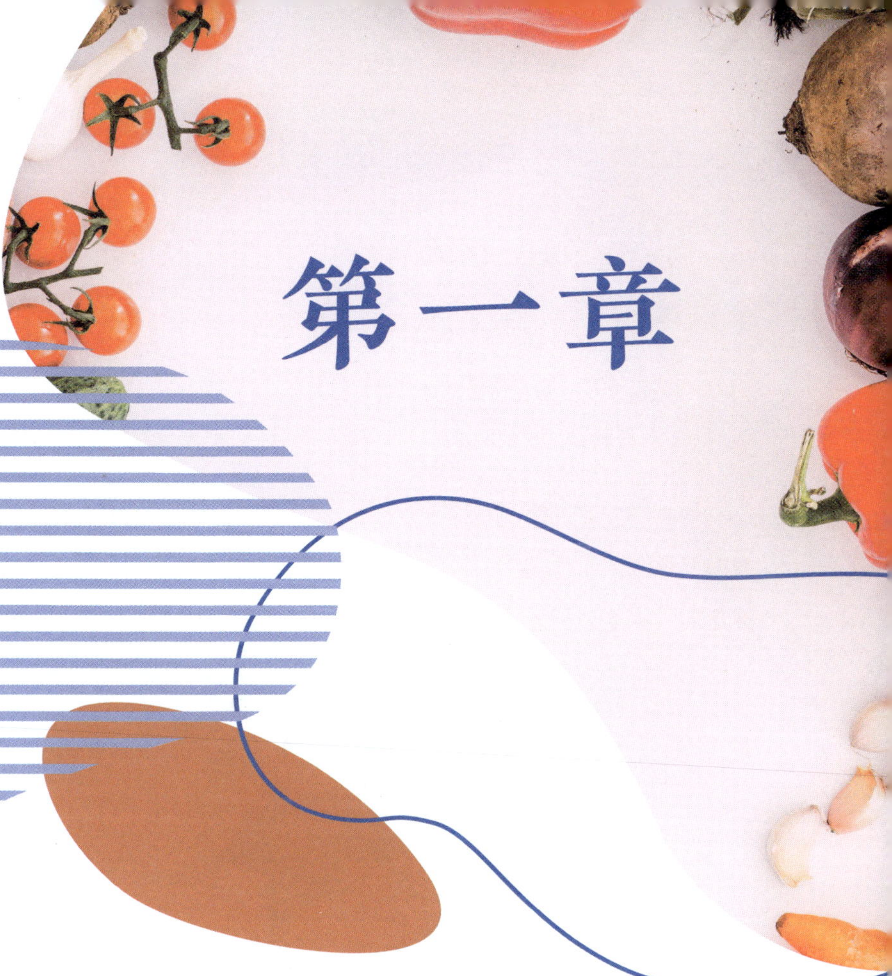

第一章

从内脏脂肪到肝损伤，看懂代谢密码，逆转从这里开始

在现代生活方式下，内脏脂肪的过度堆积已成为威胁肝脏健康的“隐形杀手”。这种深藏于腹腔的脂肪组织，通过复杂的代谢机制，悄然引发一系列肝脏病理改变，最终导致不可逆的肝损伤。2024年，流行病学数据显示，全球约25%的成年人患有非酒精性脂肪性肝病（NAFLD），其中超过40%会进展为更严重的肝损伤阶段。从内脏脂肪到肝损伤，这一过程涉及复杂的代谢机制和多因素的相互作用。理解这些代谢密码，对于逆转脂肪肝和肝损伤至关重要。

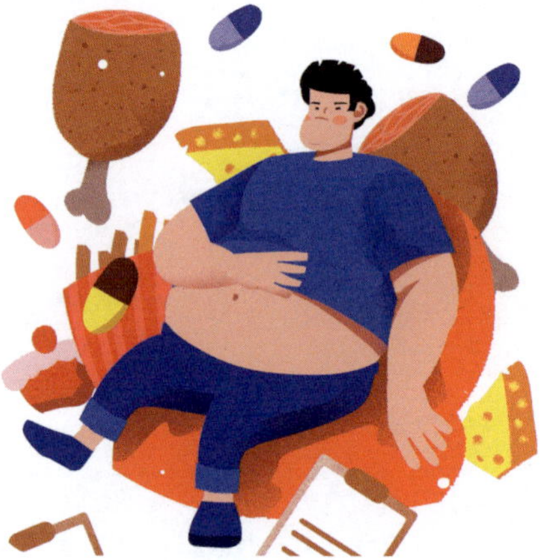

一、内脏脂肪与肝损伤的代谢机制

（一）内脏脂肪的代谢特性

1. 脂肪分解速度快

内脏脂肪的代谢活性较高，分解速度比皮下脂肪更快。这意味着内脏脂肪更容易被动员进入血液循环，转化为游离脂肪酸，进而被运输到肝脏。内脏脂肪分解产生的脂肪酸通过门静脉直接进入肝脏，增加肝脏的脂肪负荷。

2. 直接进入肝脏

内脏脂肪分解产生的脂肪酸通过门静脉直接进入肝脏，增加肝脏的脂肪负荷。肝脏需要处理这些额外的脂肪酸，将其合成甘油三酯并储存起来，从而导致肝脏脂肪堆积。

（二）内脏脂肪与脂肪肝的关系

1. 脂肪堆积

内脏脂肪过多会增加肝脏的脂肪输入，超出肝脏的代谢能力，导致脂肪在肝脏细胞内堆积，形成脂肪肝。脂肪肝的形成使肝脏无法有效代谢和运输脂肪酸，导致脂肪在肝脏内堆积。

2. 胰岛素抵抗

内脏脂肪过多会导致胰岛素抵抗，即细胞对胰岛素的敏感性降低。胰岛素抵抗会进一步加重肝脏的脂肪堆积，同时增加 2 型糖尿病的发生风险。胰岛素抵抗导致肝脏无法有效利用葡萄糖，进而将多余的葡萄糖转化为脂肪储存起来。

（三）内脏脂肪与肝损伤的关系

1. 炎症反应

内脏脂肪组织会分泌多种炎症因子（如 TNF-α、IL-6 等），引发全身性的慢性炎症反应。这些炎症因子会进一步加重肝脏损伤，导致肝细胞炎症和纤维化。慢性炎症反应会激活肝脏内的 Kupffer 细胞，释放更多的炎症因子，导致肝细胞损伤。

2. 氧化应激

内脏脂肪过多会增加血液中的氧化应激水平，导致肝脏内的氧化应激反应增强。氧化应激会损伤肝细胞，进一步加重肝损伤。氧化应激会损伤肝细胞的线粒体，影响其正常功能，导致肝细胞死亡。

二、逆转内脏脂肪和肝损伤的方法

（一）调整饮食

1. 控制热量摄入

计算基础代谢率和总能量消耗，设定合理的热量缺口，减少热量摄入。建议每天减少 300~500 kcal 的热量摄入，以实现每周减重 0.5~1 kg。

2. 优化饮食结构

增加膳食纤维，选择全谷物、蔬菜、水果和豆类等富含膳食纤维的食物，有助于减少脂肪吸收，增强饱腹感。

3. 选择优质蛋白质

选择鸡胸肉、鱼肉、豆类、蛋类和低脂奶制品，有助于维持肌肉量，提高基础代谢率。

4. 增加健康脂肪

选择橄榄油、鱼油、坚果和种子油，减少饱和脂肪和反式脂肪的摄入。

5. 避免高糖、高脂肪食物

减少油炸食品、甜点、含糖饮料等高糖、高脂肪食物的摄入，避免过多的热量摄入。

（二）增加身体活动

1. 规律运动

每周至少进行 150 分钟的中等强度有氧运动（如快走、慢跑、游泳等）或 75 分钟的高强度运动（如跑步、跳绳等）。结合抗阻训练，增加肌肉量，提高基础代谢率。每周进行 3 次 30 分钟的快走，结合 2 次 30 分钟的力量训练。

2. 减少久坐时间

避免长时间久坐，每隔一段时间起身活动一下，增加日常活动量。

例如，选择步行或骑自行车上下班，多走楼梯，少乘电梯。

（三）药物治疗

1. 保肝药物

对于肝功能异常的患者，可以使用多烯磷脂酰胆碱、水飞蓟素等保肝药物，有助于改善肝功能。多烯磷脂酰胆碱可以修复肝细胞膜，减少肝细胞损伤。

2. 降脂药物

对于伴有高脂血症的患者，可以使用他汀类药物，有助于调节血脂水平，减少心血管疾病的风险。他汀类药物可以降低低密度脂蛋白胆固醇（LDL–C），提高高密度脂蛋白胆固醇（HDL–C）。

（四）中医调理

1. 中药调理

根据中医辨证论治，选择适合的中药方剂，如胃苓汤、逍遥散、三仁汤合茵陈五苓散等，有助于疏肝理气、健脾化湿、化痰消浊。胃苓汤适用于脾虚湿盛型脂肪肝，可以健脾利湿，减少内脏脂肪堆积。

2. 针灸治疗

针灸刺激特定穴位，如足三里、三阴交、太冲等，调节人体的气血运行，改善肝脏的血液循环和代谢功能。针灸可以调节胰岛素敏感性，减少脂肪堆积。

3. 穴位贴敷

将中草药加工成药泥或药膏，贴敷在肝区，通过药物的渗透作用和经络穴位效应，达到疏肝理气、化痰消浊的效果。常用的“消脂贴”可以促进肝脏脂肪代谢，减少脂肪堆积。

（五）调整生活方式

1. 戒烟限酒

避免吸烟和过量饮酒，减少对肝脏的进一步损害。戒烟可以减少氧化应激，限酒可以减少肝脏脂肪堆积。

2. 心理调节

保持良好的心理状态，避免过度紧张和焦虑，有助于维持内分泌平衡，减少脂肪堆积。可以通过冥想、瑜伽等方式缓解压力，改善心理状态。

三、监测与评估

（一）定期体检

定期进行肝功能检查、血脂水平、血糖水平和腹部超声检查，监测肝脏健康状况。每 3~6 个月进行一次肝功能检查，每 6~12 个月进行一次腹部超声检查。

（二）动态调整

根据检查结果和身体反应，动态调整饮食、运动和药物治疗方案，确保治疗效果。如果肝功能指标有所改善，但体重下降不明显，那么可以适当增加运动量或调整饮食结构。

总之，从内脏脂肪到肝损伤的过程涉及复杂的代谢机制，包括脂肪分解、胰岛素抵抗、炎症反应和氧化应激等。通过科学的饮食调整、增加身体活动、药物治疗、中医调理和生活方式调整，我们可以有效逆转内脏脂肪堆积和肝损伤。建议在专业医生或营养师的指导下，制定个性化的治疗方案，定期监测健康指标，确保治疗效果。

内脏脂肪细胞通过过度分泌游离脂肪酸（FFA），经门静脉直接涌入肝脏。这些游离脂肪酸在肝细胞内形成毒性脂质代谢产物，诱发胰岛素抵抗和氧化应激反应。而脂肪组织释放的炎症因子（如 TNF-α、IL-6）激活肝脏 Kupffer 细胞，启动 NF-κB 等炎症通路，导致肝细胞持续性低度炎症状态。在慢性炎症环境下，肝星状细胞被激活，大量分泌胶原蛋白，最终形成不可逆的肝纤维化和肝硬化。

内脏脂肪是人体脂肪的一种特殊形式，与皮下脂肪不同，它直接包裹在腹腔内的脏器周围，如肝脏、胰腺和肠道。这种脂肪组织的生物学活性极高，能够分泌多种脂肪细胞因子和炎症介质，对全身代谢产生深远影响。当内脏脂肪过度堆积时，会引发一系列代谢紊乱，包括胰岛素抵抗、慢性低度炎症状态和血脂异常。现代研究已经证实，内脏脂肪的积累量与多种慢性疾病风险显著相关，特别是非酒精性脂肪性肝病的发生发展。

四、三人行，有一人是脂肪肝？

“三人行，必有一个脂肪肝”这种说法虽然有些夸张，但从现实情况来看，脂肪肝的发病率确实相当高。脂肪肝已经成为全球范围内最常见的慢性肝病之一，其发病率在不同地区和人群中存在差异，但总体呈现上升趋势。

世界卫生组织（WHO）统计，全球脂肪肝的发病率约为 25%。这意味着每 4 个人中就可能有 1 人患有脂肪肝。而在中国，脂肪肝的发病率也在逐年上升。近年来，随着生活方式的改变（如摄入高热量饮食、缺乏运动等），脂肪肝的发病率已经接近甚至超过西方发达国家的水平。相关研究显示，中国脂肪肝的发病率为 20%~30%，在某些特定人群（如肥胖人群、糖尿病患者等）中，发病率更高。

为什么脂肪肝如此普遍？在生活中，大家摄入高热量、高脂肪、高糖食物过多，尤其是快餐、油炸食品、含糖饮料等。这些食物容易导致热量摄入过剩，多余的能量以脂肪形式储存，进而引发脂肪肝。并且现在久坐不动的生活方式使得能量消耗减少，身体无法有效利用摄入的热量，导致脂肪堆积。很多人每天大部分时间都处于久坐状态，缺乏足够的身体活动。酒精是导致脂肪肝的重要因素之一，尤其是长期大量饮酒。酒精在肝脏代谢过程中会产生大量有害物质，损伤肝细胞，导致脂肪堆积。

现在许多人也受到了代谢性疾病的影响，例如肥胖，肥胖是脂肪肝的首要危险因素。体内过多的脂肪组织会释放大量脂肪酸进入肝脏，超出肝脏的代谢能力，导致脂肪堆积。糖尿病患者往往存在胰岛素抵抗，胰岛素无法有效调节血糖和脂肪代谢，导致肝脏脂肪堆积。血脂异常（如高甘油三酯血症）也会增加肝脏脂肪堆积的风险，进一步加重脂肪肝的病情。

一些人也会受到遗传因素的影响，某些基因变异会增加个体患脂肪肝的风险，使得部分人群在相同的环境下更容易发生脂肪肝。长期服用某些药物（如皮质类固醇、抗抑郁药等）或接触化学毒素的人，也可能导致肝脏脂肪堆积。并且，脂肪肝的发病率随着年龄增长而增加，男性比女性更容易患脂肪肝，尤其是在中年以后。而且，现在得脂肪肝的人群逐渐年轻化，30~40 岁白领（如互联网技术从业者）、长期熬夜者成为新高风险群体。体重与脂肪肝密切相关，肥胖人群堪称脂肪肝的重灾区，发病率高达 60%。腰围数据也不容小觑，腰围每增加 1 cm，肝脏脂肪沉积风险上升 3%。脂肪肝已经成为我国第一大慢性肝病和健康体检肝功能异常的首要导火线。

脂肪肝的高发病率与现代生活方式密切相关，预防和管理脂肪肝需要从饮食、运动、饮酒等多方面入手。健康的生活方式和定期体检，可以有效降低脂肪肝的发生风险，改善肝脏健康。如果已经被诊断为脂肪肝，那么应尽早采取措施进行干预，防止病情进一步恶化。

五、我为什么会得脂肪肝：吃太油？动太少？还是代谢乱了？

脂肪肝，本质上是肝细胞发生了脂肪变性，这是一个连续且复杂的过程。研究证实，脂肪肝的成因是多种致病因素共同作用导致的，但不良的饮食习惯和生活习惯无疑是其中最为关键的导火索。

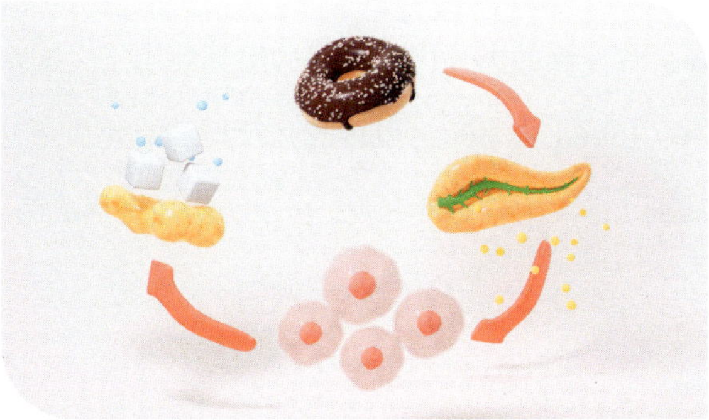

代谢紊乱在脂肪肝的形成过程中也扮演着关键角色。以肥胖为例，肥胖人群体内脂肪细胞增多且肥大，释放出大量游离脂肪酸，这些脂肪酸大量进入肝脏，超出了肝脏正常的代谢能力，进而堆积形成脂肪肝。

内脏脂肪与肝脏之间存在着特殊的解剖和功能联系。门静脉系统将肠道和腹部脏器的血液直接引流至肝脏，这意味着内脏脂肪释放的游离脂肪酸（FFA）、炎症因子和脂肪因子能够高效地到达肝脏。在正常情况下，肝脏能够处理一定量的游离脂肪酸，将其氧化供能或重新酯化为甘油三酯储存或分泌。然而，当内脏脂肪过多时，涌入肝脏的游离脂肪酸超过了其处理能力，导致脂质在肝细胞内异常沉积。

这一过程中有两个关键病理生理机制：一是胰岛素抵抗导致脂肪组织脂解作用增强，释放大量游离脂肪酸；二是肝脏自身合成甘油三酯的能力上调而极低密度脂蛋白（VLDL）分泌能力相对不足。此外，内脏脂肪分泌的炎症因子，如肿瘤坏死因子 -α（TNF-α）和白介素 -6（IL-6）会加重肝脏的炎症反应和氧化应激，从单纯脂肪变（steatosis）进展为脂肪性肝炎。以下为脂肪肝形成的诸多因素：

（一）饮食因素

1. 高脂肪饮食

长期摄入高脂肪食物会导致脂肪在肝脏内堆积。肝脏无法及时将这些脂肪代谢掉，从而形成脂肪肝。例如，经常食用油炸食品、肥肉、奶油蛋糕等高脂肪食物的人，更容易患上脂肪肝。

2. 高糖饮食

高糖食物会导致血糖升高，胰岛素分泌增加。胰岛素会促进肝脏将多余的葡萄糖转化为脂肪储存起来，从而加重肝脏脂肪堆积。例如，经常饮用含糖饮料、吃甜点的人，容易出现脂肪肝。

3. 过量饮酒

酒精在肝脏代谢过程中会产生大量有害物质（如乙醛），这些物质会损伤肝细胞，导致脂肪堆积。例如，长期大量饮酒的人，尤其是酒精性脂肪肝患者，肝脏损伤更为严重。

（二）生活方式因素

1. 缺乏运动

缺乏运动会导致能量消耗减少，多余的能量以脂肪形式储存起来，包括在肝脏内。运动可以增加能量消耗，促进脂肪代谢，减少脂肪堆积。

例如，久坐不动的人，尤其是办公室工作者，更容易患上脂肪肝。

2. 熬夜

熬夜会扰乱生物钟，影响肝脏的代谢功能。肝脏在夜间进行解毒和修复工作，熬夜会干扰这一过程，导致肝脏功能下降，脂肪堆积增加。例如，经常熬夜的人，肝脏功能更容易受损，脂肪肝的风险更高。

（三）代谢紊乱因素

1. 肥胖

肥胖是脂肪肝的重要危险因素。体内过多的脂肪组织会释放大量脂肪酸进入肝脏，超出肝脏的代谢能力，导致脂肪堆积。例如，身体质量指数（BMI）超过 24 kg/m^2 的人群，脂肪肝的发病率显著增加。

2. 胰岛素抵抗

胰岛素抵抗是指细胞对胰岛素的敏感性降低，导致胰岛素无法有效调节血糖和脂肪代谢。胰岛素抵抗会促进肝脏脂肪合成，导致脂肪肝。例如，2 型糖尿病患者往往存在胰岛素抵抗，脂肪肝的发病率较高。

3. 高血脂

血脂异常（如高甘油三酯血症）会增加肝脏脂肪堆积的风险。甘油三酯在肝脏内堆积，形成脂肪肝。例如，血脂异常的人群，脂肪肝的发病率显著增加。

4. 甲状腺功能减退

甲状腺激素对代谢有重要调节作用。甲状腺功能减退会导致代谢减慢，脂肪代谢紊乱，增加脂肪肝的风险。例如，甲状腺功能减退患者，脂肪肝的发病率较高。

（四）其他因素

1. 遗传因素

某些基因变异会增加个体患脂肪肝的风险，使得部分人群在相同的环境下更容易发生脂肪肝。例如，家族中有脂肪肝病史的人，患病风险更高。

2. 药物和毒素

长期服用某些药物（如皮质类固醇、抗抑郁药等）或接触化学毒素，可能影响肝脏的代谢功能，导致脂肪堆积。例如，长期服用某些药物的人，需要定期检查肝功能。

3. 年龄和性别

脂肪肝的发病率随着年龄增长而增加，男性比女性更容易患脂肪肝，尤其是在中年以后。例如，中年男性脂肪肝的发病率较高。

除了上述因素，氧化应激损伤、胰岛素抵抗等也都是脂肪肝形成的帮凶。更隐蔽的推手来自肠道菌群失衡，肠道菌群失衡通过“肠-肝轴”释放内毒素，诱发慢性炎症，持续加重肝脏的损伤程度，让脂肪肝一步步恶化。

总之，脂肪肝的形成是多种因素共同作用的结果。这些因素相互作用，形成恶性循环，导致肝脏脂肪堆积。因此，预防和管理脂肪肝需要从调整饮食、改善生活方式和控制代谢疾病等多方面入手，采取综合措施。饮食方面，应减少高脂肪、高糖食物的摄入，增加膳食纤维和优质蛋白的摄入。生活方式方面，应避免熬夜，保持规律作息，减少饮酒，同时增加运动，每周至少进行150分钟的中等强度有氧运动，结合抗阻训练。代谢性疾病方面，积极管理肥胖、糖尿病、高血脂等代谢性疾病。

如果已经被诊断为脂肪肝，那么建议在医生或营养师的指导下制定个性化的治疗方案，以改善肝脏健康。

六、看懂你的“脂肪肝说明书”

你是否曾在拿到脂肪肝相关检查报告单时，面对专业的医学术语像看天书一样一头雾水？比如，超声检查提示脂肪肝，抽血化验：ALT、AST、GGT、ALP升高……密密麻麻医学指标看不懂！脑海里会出现一连串的问号：我的脂肪肝到底重不重？需不需要吃药治疗？能不能逆转？其实，这些指标都是肝脏是否健康的关键信息，每一项数据都在悄悄诉说肝脏的生存状态。

接下来，就让我们一起拆解这份报告，让你清晰了解自己的肝脏状况。根据报告中的异常指标，制定科学的饮食、运动和医学治疗方案，可以逐步逆转脂肪肝的不良发展态势，从被动接受体检结果，转变为主动掌控肝脏健康的第一责任人，见表 1。

表 1　解析脂肪肝关键指标，精准掌握肝脏健康信息

分级	超声	肝功能指标（化验）	症状	是否可逆
轻度	肝实质回声稍增强，血管纹理清晰	ALT、AST 正常或轻度升高（<2 倍 ULN），GGT、ALP 通常正常	多数无症状，偶有乏力或右上腹不适	完全可逆：通过生活方式干预（减重 5%~10%），6~12 个月可改善
中度	肝实质回声明显增强，血管纹理欠清晰	ALT、AST 中度升高（2~5 倍 ULN），GGT、ALP 轻度升高	乏力、右上腹隐痛或饱胀感，可能伴代谢综合征（肥胖、糖尿病等）	多数可逆：需严格生活方式干预（减重 7%~10%），部分需要药物辅助
重度	肝实质回声显著增强，呈“明亮肝”或“白肝”，血管纹理消失	ALT、AST 可显著升高（>5 倍 ULN），GGT、ALP 升高，部分患者胆红素轻度升高	明显乏力、黄疸、肝区压痛，晚期可能出现肝掌、蜘蛛痣或腹水	少数可逆：合并纤维化或肝硬化时不可逆，需长期医学治疗延缓进展

注：ALT为丙氨酸氨基转移酶，AST为天门冬氨酸氨基转移酶，GGT为γ－谷氨酰转移酶，ALP为碱性磷酸酶，ULN为正常值上限。

七、想知道自己离健康体重有多远？

每次站上体重秤都忍不住屏住呼吸、略有忐忑，紧紧盯着不断变动的数字，你真的认为体重秤上的数字好看就万事大吉？其实体重正常≠健康体重。

要了解自己是否处于健康体重范围，最常用的评估方法是体重、BMI、腰围、体脂率、内脏脂肪，后三者是医学界判断肥胖的黄金三角法则。

1. BMI：全球通用肥胖筛查工具，能快速简单地对胖瘦有个初步判断

BMI= 体重（kg）/ 身高的平方（m^2）

比如，一个人的体重为 70 kg，身高是 1.75 m，那么他的 BMI=70 ÷（1.75 × 1.75）≈ 22.9 kg/m^2。

中国标准：正常范围 18.5~23.9 kg/m^2，超重：24~27.9 kg/m^2，肥胖：≥ 28 kg/m^2。

肥胖分级：BMI 达到 28.0 kg/m^2 且低于 32.5 kg/m^2 为轻度肥胖症；达到 32.5 kg/m^2 且低于 37.5 kg/m^2 为中度肥胖症；达到 37.5 kg/m^2 且低

于 50 kg/m^2 为重度肥胖症；达到或超过 50 kg/m^2 为极重度肥胖症。

局限性：BMI 无法区分脂肪与肌肉，例如，肌肉发达的运动员或健身爱好者可能被误判为超重。

2. 腰围：重点关注腹部脂肪堆积情况，是内脏脂肪的报警器

腰围作为中心性肥胖的核心指标，能反映腹部脂肪堆积情况。腹部脂肪过多与多种慢性疾病密切相关，腰围超标者即使 BMI 正常，糖尿病、心血管疾病风险仍显著升高。

判断标准：男性≥ 90 cm，女性≥ 85 cm，即为中心性肥胖（腹型肥胖）。

3. 体脂率：体现身体真正的脂肪含量

体脂率指的是人体内脂肪重量在总体重中所占的比例，能够更直接、精准地反映人体脂肪水平，需通过生物电阻抗法、双能 X 射线扫描等专业设备测量。

中国标准：男性＞ 25%、女性＞ 30% 为肥胖。

4. 内脏脂肪：潜伏在腹腔深处，无声无息地破坏身体代谢

内脏脂肪面积 ≥ 100 cm^2，即定义为内脏脂肪型肥胖。

检测方法：体成分分析仪、CT、MRI 等医学专用仪器。

内脏脂肪等级对照，见表 2。

表 2　内脏脂肪等级对照

内脏脂肪等级	对应内脏脂肪面积范围	健康风险描述
1~9 级	< 100 cm^2	正常范围，健康风险低，身体代谢功能正常，慢性疾病风险较低
10~14 级	100 cm^2~150 cm^2	内脏脂肪偏高，健康风险增加，需要制订减脂计划，增加有氧运动
15~30 级	150 cm^2~300 cm^2	内脏脂肪很高，健康风险显著增加，易引发心血管疾病、糖尿病等，建议采取医学减重方案

八、“内脏脂肪”才是脂肪肝的“隐形杀手”

内脏脂肪确实是脂肪肝的一个重要危险因素，甚至可以被称为脂肪肝的“隐形杀手”。内脏脂肪主要分布在腹腔内，围绕着内脏器官，如肝脏、胰腺、肠道等。与皮下脂肪相比，内脏脂肪的危害更大，内脏脂肪过多时，会通过门静脉直接向肝脏输送大量游离脂肪酸。肝脏长期接收过量脂肪酸，超过其代谢能力将导致脂肪在肝细胞内堆积，形成脂肪肝。当脂肪细胞侵入肝脏过多时，会挤压肝细胞，阻碍其正常代谢功能。内脏脂肪释放 TNF-α 、IL-6 等炎症因子，引发肝脏慢性低度炎症，肝脏解毒能力下降、维生素合成受阻，甚至导致转氨酶升高 。内脏脂肪堆积导致胰岛素抵抗，降低对胰岛素的敏感性。早期通过减脂、抗炎、改善胰岛素抵抗，可显著逆转脂肪肝并降低心血管疾病风险。内脏脂肪代谢活跃，会释放大量游离脂肪酸和炎症因子，直接通过门静脉进入肝脏，导致肝细胞脂肪变性、胰岛素抵抗和慢性炎症，最终可能进展为脂肪性肝炎（NASH）、肝纤维化甚至肝硬化。

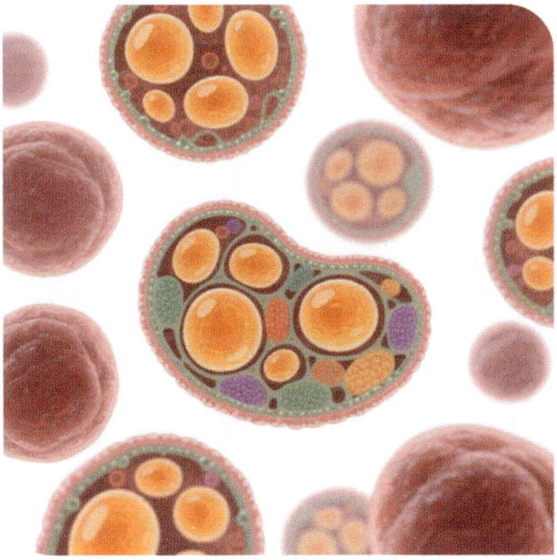

内脏脂肪的代谢活性较高，分解速度比皮下脂肪更快。这意味着内脏脂肪更容易被动员进入血液循环，转化为游离脂肪酸，进而被运输到肝脏。并且内脏脂肪分解产生的脂肪酸通过门静脉直接进入肝脏，增加肝脏的脂肪负荷。肝脏需要处理这些额外的脂肪酸，将其合成甘油三酯并储存起来，从而导致肝脏脂肪堆积。内脏脂肪过多会增加肝脏的脂肪输入，超出肝脏的代谢能力，导致脂肪在肝脏细胞内堆积，形成脂肪肝。脂肪肝患者往往存在胰岛素抵抗，这会进一步加重内脏脂肪的堆积，形成恶性循环。

九、内脏脂肪的其他危害

（一）代谢综合征

1. 胰岛素抵抗

内脏脂肪过多会导致胰岛素抵抗，即细胞对胰岛素的敏感性降低。胰岛素抵抗会进一步加重肝脏脂肪堆积，同时增加 2 型糖尿病的发生风险。

2. 血脂异常

内脏脂肪过多与血脂异常密切相关，常表现为高甘油三酯血症、低密度脂蛋白胆固醇（LDL–C）升高、高密度脂蛋白胆固醇（HDL–C）降低。这些血脂异常会增加动脉粥样硬化和心血管疾病的风险。

3. 高血压

内脏脂肪过多会导致血管炎症和血管内皮功能障碍，进而引发高血压。

（二）心血管疾病

1. 动脉粥样硬化

内脏脂肪过多会增加血液中的炎症因子和氧化应激水平，导致动脉粥样硬化的发生和发展。

2. 心肌梗死和脑卒中

内脏脂肪过多与心血管事件（如心肌梗死、脑卒中）的发生率显著增加相关。

（三）炎症反应

1. 慢性炎症

内脏脂肪组织会分泌多种炎症因子（如 TNF-α、IL-6 等），引发全身性的慢性炎症反应。这种炎症反应不仅会加重脂肪肝的病理进程，还会增加其他慢性疾病的发生风险。

2. 肝纤维化和肝硬化

慢性炎症反应会进一步加重肝脏损伤，导致肝纤维化甚至肝硬化。

总之，内脏脂肪是脂肪肝的重要危险因素，其代谢特性使其更容易导致肝脏脂肪堆积，进而引发脂肪肝。内脏脂肪过多还会引发多种代谢紊乱和全身性疾病，如胰岛素抵抗、血脂异常、高血压、心血管疾病等。因此，减少内脏脂肪对于预防和改善脂肪肝至关重要。通过饮食调整、增加身体活动、控制饮酒和必要的药物治疗，可以有效减少内脏脂肪，改善肝脏健康和全身代谢状况。建议定期进行体脂监测和肝脏功能检查，以评估治疗效果和调整治疗方案。

我们应该通过调整饮食、增加运动、改善代谢和激素及调节肠道菌群来减少内脏脂肪沉积。

（1）我们可以多食用可溶性膳食纤维、优质蛋白、单不饱和脂肪酸及抗炎食物等，可溶性膳食纤维（如燕麦、苹果、奇亚籽、豆类等）能吸附胆汁酸，减少脂肪吸收，并为益生菌提供养分。优质蛋白（如鸡蛋、鱼类、鸡胸肉、植物蛋白等）能提高代谢，减少内脏脂肪。单不饱和脂肪酸（如橄榄油、牛油果、坚果等）能降低内脏脂肪。我们应该少吃或者尽量避免精糖或果糖、反式脂肪酸、酒精、精制碳水等食物，它们可直接促进肝脏脂肪合成，内脏脂肪堆积的增加，加重肝脏负担，促进脂肪沉积，并且刺激胰岛素分泌，导致脂肪储存。

（2）我们可以通过深蹲、俯卧撑等增加肌肉量及提高基础代谢率的运动来提高我们的力量水平，并且我们在日常生活中，应避免久坐，应每小时站立 / 走动 5 分钟。

（3）我们可以通过低碳水饮食 + 间歇性断食来控制胰岛素抵抗，并且通过食用深海鱼和运动来增加脂联素，可以帮助燃烧内脏脂肪。

（4）食用无糖酸奶、泡菜、益生菌补充剂等双歧杆菌及乳酸菌类的益生菌及益生元来调节肠道菌群。

内脏脂肪过多时，会通过门静脉直接向肝脏输送大量游离脂肪酸（FFA）。肝脏长期接收过量脂肪酸，超过其代谢能力将导致脂肪在肝细胞内堆积，形成脂肪肝。当脂肪细胞侵入肝脏过多时，会挤压肝细胞，阻碍其正常代谢功能。内脏脂肪释放 TNF-α、IL-6 等炎症因子，引发肝脏慢性低度炎症，肝脏解毒能力下降、维生素合成受阻，甚至导致转氨酶升高。内脏脂肪堆积导致胰岛素抵抗，降低对胰岛素的敏感性。早期通过减脂尤其内脏脂肪、抗炎、改善胰岛素抵抗，可显著逆转脂肪肝并降低心血管疾病风险。

内脏脂肪堆积（腹型肥胖）是脂肪肝（尤其是非酒精性脂肪肝病，NAFLD）的“隐形杀手”，甚至比皮下脂肪的危害更大。内脏脂肪代谢活跃，会释放大量游离脂肪酸和炎症因子，直接通过门静脉进入肝脏，导致肝细胞脂肪变性、胰岛素抵抗和慢性炎症，最终可能进展为脂肪性肝炎（NASH）、肝纤维化甚至肝硬化。

内脏脂肪分解的游离脂肪酸可直接通过门静脉输入肝脏，远超肝脏的处理能力，导致脂肪堆积。但皮下脂肪的脂肪酸先进入全身循环，对肝脏的冲击较小。内脏脂肪还会分泌炎症因子（如 TNF-α、IL-6），加剧肝脏炎症和胰岛素抵抗。但皮下脂肪相对“温和”，甚至可能分泌保护性激素（如脂联素）。并且内脏脂肪与胰岛素抵抗密切相关，进一步促进肝脏合成甘油三酯，形成恶性循环。

十、“肝脏局部问题”与“全身健康危机”

肝脏是人体最重要的代谢器官之一，不仅是人体的“代谢中枢”，更是连接局部病变与全身健康的关键枢纽。当肝脏出现脂肪堆积、炎症或纤维化时，其影响远不止于肝脏本身，而是通过复杂的代谢和免疫调控网络，引发全身多系统的连锁反应，最终演变为一场全身健康危机。

（一）肝脏局部问题对全身健康的影响

1. 代谢紊乱

（1）血糖代谢异常：肝脏是维持血糖稳定的关键器官。当肝脏功能受损时（如脂肪肝、肝硬化），肝脏对胰岛素的敏感性降低，导致胰岛素抵抗，进而影响血糖的摄取和利用，使血糖升高。增加 2 型糖尿病的发生风险。糖尿病患者还可能出现血糖波动较大、难以控制的情况。

（2）血脂代谢异常：肝脏负责合成、分解和转运血脂。肝脏功能受损时，胆固醇和甘油三酯的代谢紊乱，导致血脂异常。高甘油三酯血症、低密度脂蛋白胆固醇（LDL-C）升高、高密度脂蛋白胆固醇（HDL-C）降低，增加动脉粥样硬化和心血管疾病的风险。

（3）脂肪代谢异常：肝脏是脂肪代谢的中心器官。脂肪肝患者肝脏内脂肪堆积过多，导致脂肪代谢紊乱。脂肪在肝脏内过度堆积，进一步加重肝脏损伤，形成恶性循环。同时，脂肪代谢异常还可能引发肥胖。

2. 免疫功能受损

肝脏含有大量的免疫细胞（如 Kupffer 细胞），这些细胞在清除血液中的病原体和毒素方面发挥重要作用。当肝脏功能受损时，免疫细胞的功能也会受到影响，导致免疫系统功能下降，容易感染各种病原体，如细菌、病毒和真菌。同时，免疫功能受损还可能导致自身免疫性疾病的发生，如自身免疫性肝炎。

3. 凝血功能异常

肝脏是合成凝血因子的主要场所。当肝脏功能受损时，凝血因子的合成减少，导致凝血功能障碍。患者可能出现出血倾向，如牙龈出血、鼻出血、皮肤瘀斑等。严重时还可能出现消化道出血、脑出血等危及生命的情况。

4. 内分泌失调

肝脏参与多种激素的代谢和灭活，如雌激素、甲状腺激素等。肝脏功能受损时，激素代谢紊乱，导致内分泌失调。可能出现雌激素灭活减少，导致体内雌激素水平升高，男性可能出现乳房发育、睾丸萎缩等女性化表现；女性可能出现月经不调、不孕等问题。此外，甲状腺激素代谢异常可能导致甲状腺功能减退或亢进。

5. 消化系统问题

肝脏分泌胆汁，胆汁在消化和吸收脂肪方面起着关键作用。肝脏功能受损时，胆汁分泌减少或成分异常，影响脂肪的消化和吸收。患者可能出现食欲减退、恶心、呕吐、腹胀、腹泻等消化系统症状。长期脂肪吸收不良还可能导致脂溶性维生素（如维生素A、D、E、K）缺乏，引发相应的营养缺乏症。

（二）全身健康危机对肝脏的影响

1. 心血管疾病

心血管疾病（如冠心病、高血压）会导致肝脏供血不足，影响肝脏的代谢功能。进而加重肝脏的缺氧和损伤，进一步恶化肝脏功能。

2. 糖尿病

糖尿病患者的高血糖状态会加重肝脏的代谢负担，导致肝脏脂肪堆积和损伤，加速脂肪肝的进展，增加肝纤维化和肝硬化的风险。

3. 肥胖

肥胖是脂肪肝的重要危险因素。过多的脂肪组织会释放大量的脂肪酸进入肝脏，导致肝脏脂肪堆积，加重肝脏的脂肪代谢紊乱，进一步恶化脂肪肝病情。

4. 感染

感染（如细菌感染、病毒感染）会引发全身性炎症反应，加重肝脏的炎症和损伤，加速肝病的进展，甚至可能引发肝衰竭。

如果仅通过超声、CT 或磁共振这类影像学检查，确认肝细胞存在脂肪沉积，同时不伴有胰岛素抵抗、空腹血糖异常，也没有超重 / 肥胖和血脂紊乱等代谢方面的问题，那么这种情况属于单纯性脂肪肝。单纯性脂肪肝处于代谢代偿阶段，堪称“逆转脂肪肝的黄金时期”，实则也是机体向你发出的紧急求救信号。倘若在这一阶段，你依旧对饮食不加节制，也不注重运动，未能及时调整生活方式，那么问题将逐渐恶化。单纯性脂肪肝可不只是肝脏孤军奋战的局部危机，其影响力会迅速波及全身。研究数据令人警醒：单纯性脂肪肝患者在未来 10 年，肝脏炎症会促进动脉粥样硬化斑块不稳定，导致罹患冠心病的风险会飙升至常人的 2 倍；脂肪肝会导致肝源性胰岛素抵抗，引起每年约有 7% 的患者会进展为糖耐量异常；5 年内，发展成 2 型糖尿病的概率相较于健康人群更是高出 3 倍之多。肾素 – 血管紧张素系统被异常激活，导致高血压患病率上升 1.5 倍。免疫功能被破坏，自身免疫疾病风险增加，类风湿关节炎疾病风险显著增加。胆汁酸代谢紊乱，导致结直肠癌 / 乳腺癌风险增加 80%。

肝脏局部问题与全身健康危机之间存在复杂的相互作用，形成恶性循环。例如，脂肪肝导致代谢紊乱，增加心血管疾病和糖尿病的风险；而心血管疾病和糖尿病又会进一步加重肝脏损伤，形成恶性循环。因此，治疗肝脏疾病时，需要综合考虑全身健康状况，采取综合治疗措施，以打破恶性循环，改善患者的预后。

我们应该通过药物治疗、生活方式干预（如饮食调整、增加运动）等措施，积极治疗肝疾病，改善肝脏功能，减轻肝脏损伤。积极治疗糖尿病、高血压、心血管疾病等全身性疾病，控制血糖、血压和血脂水平，减轻肝脏的代谢负担。保持健康的生活方式，如均衡饮食、适量运动、戒烟限酒等，有助于改善肝脏功能和全身健康状况。定期进行肝脏功能检查和全身健康检查，及时发现和处理潜在问题，防止病情恶化。

总之，肝脏局部问题与全身健康危机之间存在密切的联系和相互作用。只有综合考虑肝脏和全身健康状况，采取综合治疗措施，才能打破恶性循环，改善患者的预后，提高生活质量。

（三）警惕！身体这些异常，暗示脂肪肝已悄悄恶化

别以为脂肪肝只是肝脏在小打小闹！若对它不管不顾，它就会摇身一变，发展成棘手的代谢相关性脂肪肝。想知道自己是否已踏入代谢相关性脂肪肝的雷区，除了超声、CT 或磁共振确诊脂肪肝外，只要符合下面 3 项条件中的任何一条，就要高度警惕了：

1. 超重或肥胖

诊断标准：体质指数 (BMI) ≥ 24 kg/m²，腰围：男性≥ 90 cm 和

女性≥ 85 cm 或体脂含量和体脂率超标：男性＞ 25%，女性＞ 30%。

2. 2 型糖尿病

诊断标准：符合以下 3 项中的任意一项：

（1）空腹血糖≥ 7.0 mmol/L。

（2）随机血糖或口服葡萄糖耐量试验 2 小时血糖≥ 11.1 mmol/L。

（3）糖化血红蛋白≥ 6.5%。

3. 代谢综合征

评估代谢健康，若具以下至少两项代谢异常风险因素应留意：

（1）超重 / 肥胖或腰围：男性≥ 90 cm 和女性≥ 85 cm。

（2）血压≥ 130/85 mmHg 或接受降血压药物治疗。

（3）血液甘油三酯≥ 1.7 mmol/L 或接受降血脂药物治疗。

（4）血浆高密度脂蛋白胆固醇：男性＜ 1.0 mmol/L，女性＜ 1.3 mmol/L，或接受调脂药物治疗。

（5）糖尿病前期：空腹血糖 5.6 ~ 6.9 mmol/L、餐后 2 小时血糖 7.8 ~ 11 mmol/L 或糖化血红蛋白为 5.7% ~ 6.4%。

（6）稳态模型评估胰岛素抵抗指数≥ 2.5。

总之，脂肪肝是全身代谢紊乱发出的代谢预警信号——每延误 1 年干预，肝纤维化风险上升 12%。早期进行生活方式干预，积极减重 5% 以上，将极大地降低肝脏受损风险。同时，将肝脏损伤评估、影像学检查和代谢综合征评估列入您的健康管理清单，每 3~6 个月进行一次体检追踪。如此方能及时察觉肝脏的细微变化，在疾病露出苗头之初，就果断将其扑灭，真正为身体筑牢健康防线。

脂肪肝的恶化是一个渐进的过程，早期可能没有明显症状，但随着病情加重，身体会发出一系列异常信号。如果出现以下任何症状，尤其是多种症状同时出现，那么应高度怀疑脂肪肝可能已经恶化。

✦ 持续性疲劳和乏力：即使经过充分休息，仍感到全身乏力、容易疲劳，甚至在日常活动后感到极度疲惫。可能是因为肝脏功能受损，影响能量代谢，导致身体无法正常产生和利用能量。

✦ 肝区疼痛或不适：表现为右上腹部隐痛或不适，尤其是在劳累或进食油腻食物后加重。这是因为肝脏因脂肪堆积而肿大，牵拉肝包膜或周围韧带。

✦ 消化系统症状：表现为食欲减退、恶心、呕吐、腹胀、消化不良，甚至出现频繁的饱腹感。这是因为肝脏功能异常影响胆汁分泌和脂肪代谢，进而干扰正常消化。

✦ 黄疸：表现为皮肤和眼白发黄，尿液颜色加深。这是因为肝脏无法正常代谢胆红素，导致其在体内积累。

✦ 皮肤异常：表现为皮肤瘙痒、蜘蛛痣（皮肤表面出现类似蜘蛛网状的血管扩张）、手掌发红。这是因为肝脏解毒功能受损，导致毒素在体内积累，刺激皮肤。

✦ 出血倾向：表现为牙龈出血、鼻出血、皮肤瘀斑。这是因为肝脏合成凝血因子能力下降，导致凝血功能异常。

✦ 下肢水肿和腹水：表现为下肢水肿、腹部鼓胀（腹水）。这是因为肝脏功能受损导致蛋白质合成减少，血浆渗透压降低，引起液体潴留。

✦ 神经系统症状：表现为注意力不集中、记忆力减退、嗜睡，甚至出现肝性脑病（如意识模糊、行为异常）。这是因为肝脏无法有效清除血液中的毒素，导致毒素在大脑中积累。

✦ 肝脏肿大：表现为肝脏体积增大，可在肋下触及。这是因为脂肪在肝脏内堆积，导致肝脏体积增大。

✦ 其他症状：主要包括体重不明原因下降、持续低热、夜间盗汗。这些症状可能提示肝脏炎症或肝功能进一步恶化。

如果出现上述症状，那么建议尽快就医，进行详细的肝脏功能检查（如肝功能指标、肝脏影像学检查等），以便早期诊断和干预，防止病情进一步发展。

十一、“潜在威胁”与“可逆早期”

脂肪肝是一种常见的肝脏疾病，不仅仅是肝脏内脂肪堆积过多的问题，它还可能引发一系列严重的健康问题，对患者的身体健康造成多方面的威胁。

其潜在威胁和早期可逆性是需要重点关注的两个方面。

（一）脂肪肝的潜在威胁

1. 肝脏疾病的进展

正常的肝组织内含有少量脂肪，其重量占肝脏总重的3%~5%，而当肝细胞内脂肪的蓄积量超过肝脏重量的5%（脂肪变性面积占比＞5%肝小叶，便可诊断为肝细胞脂肪变性。依据肝脏脂肪浸润程度的不同，脂肪肝可分为轻度、中度与重度三个类型。肝细胞内的脂肪堆积＞5%，但无炎症或纤维化为单纯性脂肪肝，它是可逆的，通过饮食、运动可以完全恢复。脂肪堆积+肝细胞损伤+发生炎症为脂肪性肝炎，如果不加以控制，那么可能会进展为非酒精性脂肪性肝炎。非酒精性脂肪性肝炎是一种更为严重的肝脏疾病，其特征是肝脏内不仅有脂肪堆积，还伴有炎症和肝细胞损伤。这种炎症和损伤会导致肝脏纤维化，进一步加重肝脏的病变。长期的非酒精性脂肪性肝炎可能导致肝脏纤维化，即肝脏内结缔组织异常增生。随着纤维化的不断进展，肝脏的结构和功能会逐渐受到损害，最终可能发展为肝硬化。肝硬化是一种严重的慢性肝脏疾病，其特点是肝脏组织广泛纤维化和结节形成，导致肝脏功能严重受损，甚至可能引发肝腹水、食管静脉曲张破裂出血等严重并发症。在肝硬化的基础上，患者发生肝细胞癌的风险显著增加。肝细胞癌是一种恶性程度较高的肿瘤，早期症状不明显，往往在疾病晚期才被发现，给治疗带来了很大困难，脂肪肝相关肝癌占所有肝癌的 10%~20%，预后差，生存率低。

2. 代谢综合征相关疾病

脂肪肝对身体具有潜在威胁，它与心血管疾病（如心梗、中风）、2 型糖尿病等相互交织、彼此影响。

脂肪肝与代谢综合征密切相关，常伴有以下：

（1）肥胖：脂肪肝患者往往存在肥胖问题，尤其是腹部肥胖。肥胖不仅加重肝脏脂肪堆积，还会增加心血管疾病、糖尿病等代谢性疾病的风险。

（2）2 型糖尿病：脂肪肝患者发生 2 型糖尿病的风险是普通人群的 2~5 倍。肝脏脂肪堆积会影响胰岛素的敏感性，导致胰岛素抵抗，进而引发血糖升高，最终可能发展为 2 型糖尿病。

（3）心血管疾病：脂肪肝患者心血管死亡风险上升 2 倍，脂肪肝患者常伴有血脂异常，如高甘油三酯血症、低密度脂蛋白胆固醇

（LDL–C）升高、高密度脂蛋白胆固醇（HDL–C）降低等。这些血脂异常会增加动脉粥样硬化的风险，进而导致冠心病、心肌梗死、脑卒中等心血管疾病的发生率显著升高。

（4）高血压：脂肪肝患者中高血压的发病率也较高。高血压与肝脏脂肪堆积相互作用，进一步加重心血管系统的负担，形成恶性循环。

（5）阿尔茨海默病：脂肪肝患者认知功能下降，可能通过炎症影响大脑，与阿尔茨海默病风险相关。

3. 其他系统性疾病

（1）肾脏疾病：脂肪肝与慢性肾病的发生也存在一定关联。肝脏脂肪堆积可能通过多种机制影响肾脏功能，如引起全身炎症反应、代谢紊乱等，增加肾脏损伤的风险。

（2）呼吸系统疾病：肥胖型脂肪肝患者常伴有睡眠呼吸暂停综合征。这种疾病会导致夜间反复缺氧，进一步加重身体的代谢紊乱，影响心血管系统和内分泌系统的功能。

（二）脂肪肝的早期可逆性

脂肪肝是一种可逆性疾病，尤其是在早期阶段，通过积极的生活方式干预和治疗，可以有效改善甚至完全逆转脂肪肝的病理进程。

1. 生活方式干预

（1）控制热量摄入：计算基础代谢率（BMR）和每日能量总消耗（TDEE），设定合理的热量缺口，减少热量摄入。建议每天减少300~500 kcal的热量摄入，以实现每周减重0.5~1 kg。

（2）优化饮食结构：增加膳食纤维的摄入，选择全谷物、蔬菜、水果和豆类等富含膳食纤维的食物。减少精制碳水化合物和高糖食物的摄入，如白面包、白米饭、糕点、含糖饮料等。选择优质蛋白质，如瘦肉、鱼类、豆类、蛋类和低脂奶制品。增加健康脂肪的摄入，如橄榄油、鱼油、坚果和种子油，减少饱和脂肪和反式脂肪的摄入。

（3）增加身体活动，规律运动：力量训练结合有氧运动，增加肌肉量，同时提高基础代谢率。减少久坐时间，尽量避免长时间久坐，每隔一段时间起身活动一下，增加日常活动量。

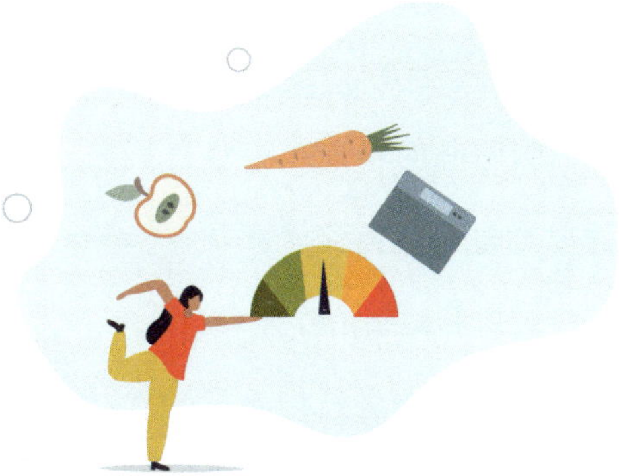

（4）控制饮酒：酒精是导致脂肪肝的重要因素之一，尤其是对于酒精性脂肪肝患者。即使对于非酒精性脂肪肝患者，饮酒也可能加

重肝脏损伤。因此，建议限制饮酒或完全戒酒。

2. 药物治疗

在生活方式干预的基础上，部分患者可能需要药物治疗来辅助改善脂肪肝。药物治疗主要包括以下几类：

（1）胰岛素增敏剂：如二甲双胍，主要用于伴有胰岛素抵抗的脂肪肝患者，可以改善胰岛素敏感性，减少肝脏脂肪合成。

（2）抗氧化剂：如维生素E，具有抗氧化作用，可以减轻肝脏炎症，对非酒精性脂肪性肝炎患者有一定的疗效。

（3）其他药物：如他汀类药物，主要用于伴有血脂异常的脂肪肝患者，可以调节血脂水平，减少心血管疾病的风险。

3. 定期监测

脂肪肝的早期可逆性需要通过定期监测来评估治疗效果和调整治疗方案。建议患者定期进行以下检查：

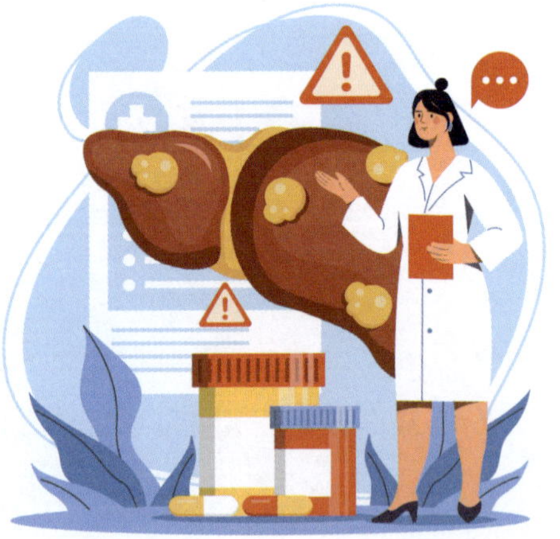

（1）肝脏功能检查：包括肝功能指标（如丙氨酸氨基转移酶、天门冬氨

酸氨基转移酶、γ－谷氨酰转肽酶等）、血脂水平、血糖水平等。

（2）肝脏影像学检查：如肝脏 B 超或 CT 检查，评估肝脏脂肪堆积的程度和肝脏结构的变化。

（3）体重和体脂监测：定期监测体重和体脂百分比，评估减重效果和身体成分的变化。

脂肪肝虽然是一种潜在威胁较大的疾病，但其早期阶段具有可逆性。我们可以通过积极的生活方式干预，有效改善甚至完全逆转脂肪肝的病理进程。建议脂肪肝患者在确诊后尽早开始干预，并在专业医生或营养师的指导下制定个性化的治疗方案，以实现最佳的治疗效果，减少疾病进展的风险，提高生活质量。

打卡手账

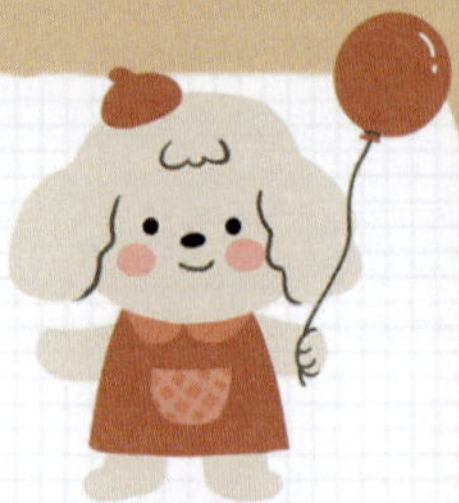

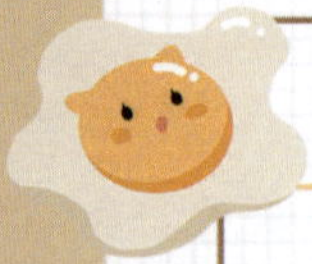

第二章

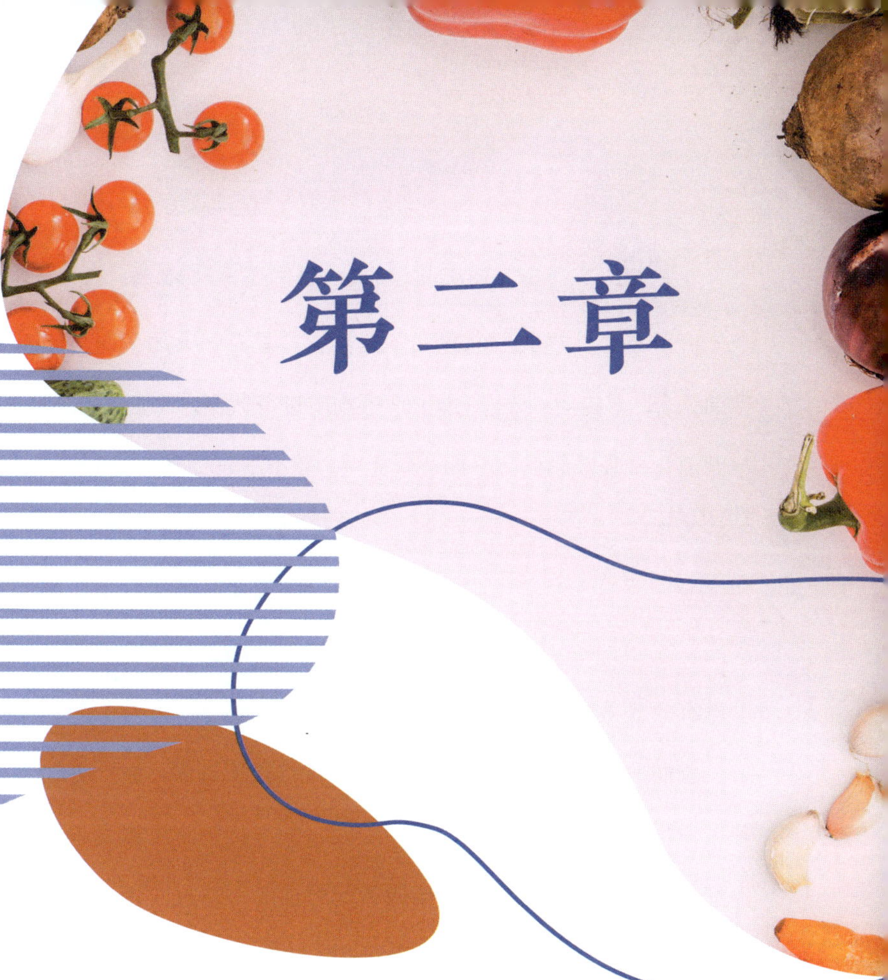

营养治疗脂肪肝的核心策略

一、早期营养干预是脂肪肝逆转的关键期

肝脏是人体最大的消化和解毒器官，具有强大的代谢功能，可以帮助糖分、蛋白质、脂肪、维生素等物质进行代谢。肝脏还能分泌胆汁，帮助消化和吸收脂肪。早期一般无明显症状，60% 患者通过体检发现，易被忽视。

早期营养干预对于脂肪肝的逆转至关重要。脂肪肝是一种可逆性疾病，尤其是在早期阶段，通过合理的饮食调整和生活方式的改变，可以有效改善甚至完全逆转脂肪肝的病理进程。

脂肪肝的形成主要是由于肝脏内脂肪堆积过多，而肝脏细胞本身并未发生不可逆的损伤。在早期阶段，肝细胞脂肪沉积尚未引发严重炎症或纤维化时，肝脏的损伤通常是可逆的，通过改善生活方式和饮食习惯，可以减少肝脏内脂肪的堆积，恢复肝脏的正常功能。单纯性脂肪肝（肝细胞脂肪变性）阶段，通过减重 5%~10% 即可显著改善甚至逆转病变。

如果不进行干预，一旦进展至脂肪性肝炎或者是纤维化，逆转难度显著增加；如果一直不干预，脂肪肝可能进展为更严重的肝脏疾病，如非酒精性脂肪性肝炎、肝纤维化甚至肝硬化。早期营养干预可以有效阻止疾病发展，降低这些并发症的风险。脂肪肝常与代谢综合征相关，包括肥胖、高血糖、高血压和血脂异常等。早期纠正胰岛素抵抗

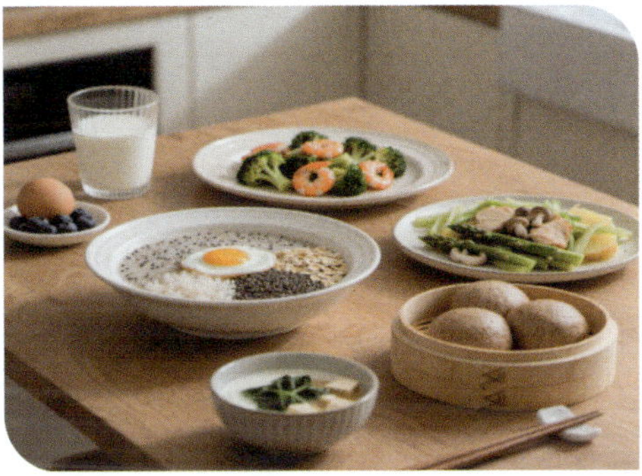

可阻断氧化应激、炎症的恶性循环。早期营养干预不仅可以改善肝脏健康，还能对整体代谢状况产生积极影响，降低心血管疾病等并发症的风险。早期营养干预可通过控制总热量，减轻体重、优化三大营养素比例、补充关键营养素及避免有风险的食物等方式，降低患病风险。

（一）营养干预原则

早期进行营养干预，通过合理的饮食和运动，可以显著减少肝脏内脂肪的堆积，改善肝脏的代谢功能。优化饮食结构和控制体重可以改善胰岛素敏感性，减轻胰岛素抵抗，降低血糖水平，减少肝脏脂肪合成。同时，增加膳食纤维和健康脂肪的摄入，可以调节肠道菌群，减少炎症因子的产生，降低炎症反应，减轻肝脏炎症。早期营养干预不仅可以改善肝脏健康，还能对肥胖、高血糖、高血压和血脂异常等代谢问题产生积极影响，降低心血管疾病等并发症的风险，改善整体的代谢情况。

脂肪肝的逆转需要长期的努力和坚持。即使在早期阶段取得了显著的改善，也需要持续维持健康的生活方式和饮食习惯，以防止病情复发。建议定期进行体检，监测肝脏功能和代谢指标，及时调整治疗方案。

（二）营养干预方法

单纯性脂肪肝（肝细胞脂肪变性）阶段，通过减重 5%~10% 即可显著改善甚至逆转病变。但一旦进展至脂肪性肝炎或者是纤维化，逆转难度显著增加。

在补充碳水化合物的时候，我们应该限制精制糖和添加糖的摄入，如含糖饮料、糕点等，应该选择低 GI 食物，例如全谷物、豆类等。在摄入蛋白质时，我们尽量选择足量的优质蛋白，如鱼类、瘦肉、大豆等，会有助于肝细胞修复。我们应该减少动物油脂类饱和脂肪的摄入，增加不饱和脂肪酸和 ω-3 脂肪酸的摄入。

对于非糖尿病的非酒精性脂肪性肝病患者，增加维生素 E 摄入可能改善炎症。补充鸡蛋、瘦肉等胆碱类食物可以促进脂肪代谢。要保证每日 25~30 g 的膳食纤维，可以调节肠道菌群来减少脂质吸收。同时，应该避免酒精、反式脂肪及高盐加工食品的摄入。

总之，早期营养干预是脂肪肝逆转的关键期。我们通过控制热量摄入、优化饮食结构、增加身体活动和控制饮酒，可以有效改善肝脏健康，预防疾病进展，降低并发症的风险。建议脂肪肝患者在确诊后尽早开始营养干预，并在专业医生或营养师的指导下制定个性化的饮食和运动方案，以实现最佳的治疗效果。

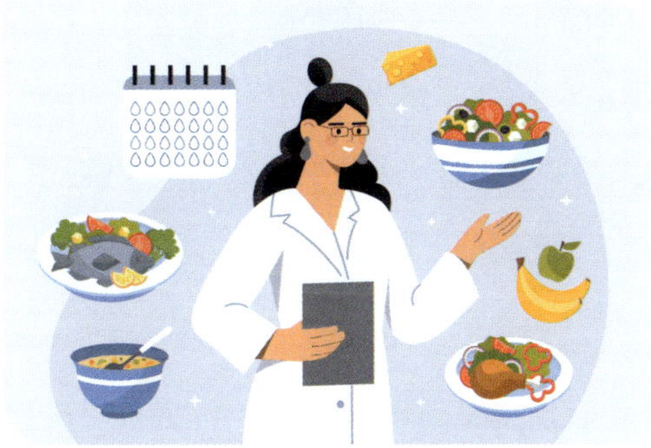

二、热量控制：减重先算热量缺口

对于脂肪肝患者来说，控制热量摄入和实现减重是改善病情的重要措施。热量缺口的计算和管理是实现减重的关键步骤。脂肪肝的形成与能量代谢失衡密切相关，当摄入的热量超过身体消耗的热量时，多余的能量会以脂肪的形式储存起来，包括在肝脏中。因此，控制热量摄入是减少肝脏脂肪堆积、改善脂肪肝症状的重要手段。

（一）热量缺口

热量缺口是指摄入的热量与身体消耗的热量之间的差值。为了实现减重，热量缺口需要是一个负值，即摄入的热量要少于身体消耗的热量。建议每天减少 300~500 kcal 的热量摄入。

（1）计算基础代谢率（BMR）：基础代谢率是指人体在清醒而又极端安静的状态下，不受肌肉活动、环境温度、食物及精神紧张等影响时的能量代谢率。计算基础代谢率可以使用以下公式：

男性：BMR = 88.362 +（13.397 × 体重 kg）+（4.799 × 身高 cm）–（5.677 × 年龄）

女性：BMR = 447.593 +（9.247 × 体重 kg）+（3.098 × 身高 cm）–（4.330 × 年龄）

（2）计算每日能量总消耗（TDEE）：每日能量总消耗是指人体一天内消耗的总热量，包括基础代谢率、活动消耗和食物热效应。计算公式为：

TDEE = BMR × 活动因子

✦ 活动因子根据日常活动水平选择：

◎ 久坐不动：活动因子 = 1.2

◎ 轻度活动（少量运动）：活动因子 = 1.375

◎ 中度活动（中等强度运动）：活动因子 = 1.55

◎ 高度活动（高强度运动）：活动因子 = 1.725

◎ 极度活动（非常高强度运动）：活动因子 = 1.9

实现热量缺口的方法包括减少热量摄入和增加热量消耗。

（1）减少热量摄入

✦ 控制饮食量：使用小盘子、小碗等餐具，避免过量进食。

✦ 选择低热量食物：多吃蔬菜、水果、全谷物、瘦肉和鱼类，少吃高脂肪、高糖的加工食品。

✦ 减少精制糖和饱和脂肪的摄入：避免饮用含糖饮料，减少糕点、糖果等甜食的摄入。

✦ 增加膳食纤维摄入：膳食纤维可以增加饱腹感，减少热量摄入。

（2）增加热量消耗

✦ 增加身体活动：每天进行至少 30 分钟的中等强度运动，如快走、慢跑、游泳、骑自行车等。

✦ 增加日常活动量：尽量减少久坐时间，多走楼梯，少乘电梯，增加日常活动量。

我们要注意避免过度节食，过度节食会导致营养不良，影响身体健康，反而不利于脂肪肝的改善。同时保持饮食均衡，在控制热量的同时，要保证摄入足够的蛋白质、维生素和矿物质，以维持身体的正常功能。在平时，我们还要监测体重和健康指标，定期监测体重、腰围、血压、血糖、血脂等指标，评估减重效果和健康状况。如果想要寻求更加专业的指导，需要更个性化的饮食和运动方案，建议咨询营养师或医生。

（3）控制减脂速度

在控制热量的时候，我们也不可以太急躁，热量控制的核心温和控制是关键，每周推荐的减重速度为 0.5~1.0kg，目标是 3~6 个月内减重 5%~10%（显著改善脂肪肝），如果极端节食可能会造成脂肪分解过快，反而加重肝脏负担。

三大营养素优化配比是 20%~30% 的蛋白质（重点保护肝细胞），25%~30% 的脂肪（优质脂肪为主），40%~50% 的碳水化合物（低 GI 优先）。必须补充胆碱类（动物肝脏 / 鸡蛋等）促进脂肪转运，补充维生素 E（坚果 / 橄榄油）抗肝脏氧化应激，Omega-3（深海鱼等）降低肝脏炎症指标。绝对不可以再摄入酒精、果糖饮料、反式脂肪类等。脂肪肝患者需在控制总热量的同时，确保蛋白质、纤维和微量营养素的充足。

脂肪肝患者应该优先减内脏脂肪，即使体重下降不明显，也能改善脂肪肝，建议每周测量腰围，结合监测内脏脂肪等级。切忌极端节食（＜ 1 200 kcal/d 会诱发脂肪肝恶化），体重反弹＞ 10% 会使肝纤维化风险翻倍，合并糖尿病患者需严防低血糖。当热量长期＜ 1 200 kcal/d 可能会引发肝脏脂肪动员，加重炎症，所以我们应该避免极端低热量，但关键营养素（如蛋白质、必需脂肪酸、维生素 B 族）必须达标。

总之，对于脂肪肝患者来说，热量控制和减重是改善病情的重要措施。计算基础代谢率和每日能量总消耗，设定合理的热量缺口，并通过减少热量摄入和增加热量消耗来实现减重目标，可以有效改善脂肪肝症状。同时，要注意保持饮食均衡，避免过度节食，并定期监测健康指标，以确保减重过程的健康和安全。

（二）控糖先控“精制糖”，护肝要选“慢碳”

在脂肪肝患者的饮食管理中，“控糖”和“选择合适的碳水化合物”是非常重要的策略。“控糖先控精制糖，护肝先选慢碳”是非常科学和实用的建议。

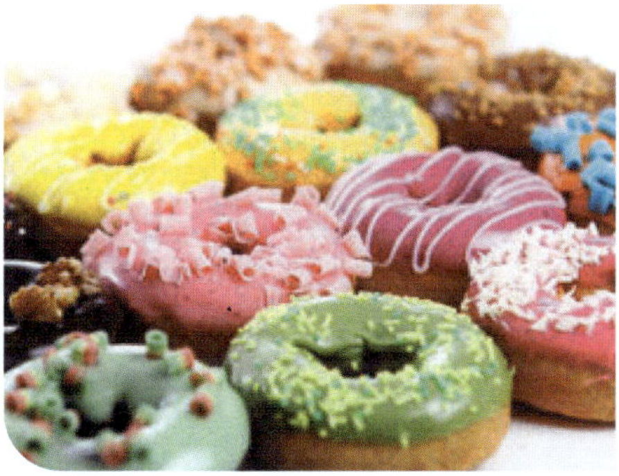

1. 控糖先控“精制糖”

精制糖是指经过提炼加工的糖类，主要包括白砂糖、红糖、冰糖、糖浆等。这些糖在加工过程中去除了大部分的营养成分，只剩下高纯度的糖分。常见的精制糖来源主要包括各类饮料（如碳酸饮料、果汁饮料、奶茶等），糕点、糖果、巧克力等甜食，加工食品（如蜜饯、果酱、罐头等）。精制糖进入人体后，会迅速被吸收进入血液，导致血糖水平急剧上升。高血糖会刺激胰岛素分泌，胰岛素会促进肝脏将多余的葡萄糖转化为脂肪储存起来，从而加重肝脏的脂肪堆积。长期摄入大量精制糖会导致胰岛素抵抗，即细胞对胰岛素的敏感性降低。胰岛素抵抗不仅会进一步加重肝脏脂肪堆积，还会引发代谢综合征，增加心血管疾病等并发症的风险。高血糖和胰岛素抵抗还会引发全身性的炎症反应，炎症因子会损害肝脏细胞，加重脂肪肝的病理进程。控制精制糖的摄入，是脂肪肝患者饮食管理的关键环节。减少精制糖的摄入，可以有效降低血糖波动，减轻胰岛素抵抗，减少肝脏脂肪堆积，从而改善脂肪肝症状。

2. 护肝先选“慢碳”

“慢碳”是指消化吸收速度较慢的碳水化合物，即低血糖生成指数（GI）的碳水化合物。GI 值是衡量食物引起血糖上升速度的一个指标，GI 值越低，食物引起的血糖上升速度越慢。低 GI 食物通常富含膳食纤维、蛋白质或健康脂肪，这些成分可以延缓食物的消化吸收，使血糖上升更加平稳。常见低 GI 的碳水化合物包括全谷物，如全麦制品、糙米、燕麦、荞麦等。全谷物保留了谷物的外皮和胚芽，富含膳食纤维和营养成分，消化吸收速度较慢；豆类，如黄豆、黑豆、绿豆、红豆等，豆类富含膳食纤维和植物蛋白，GI 值较低，同时还能提供丰富的营养；非淀粉性蔬菜，如菠菜、西蓝花、花椰菜、胡萝卜等，这些蔬菜富含膳食纤维和维生素，几乎不含淀粉，对血糖的影响较小。低 GI 碳水化合物可以稳定血糖，因其消化吸收速度较慢，不会引起血糖的急剧上升，从而减少胰岛素的过度分泌，降低肝脏将葡萄糖转化为脂肪的概率。富含膳食纤维的低 GI 碳水化合物可以增加饱腹感，减少总能量摄入，有助于控制体重。肥胖是脂肪肝的重要危险因素，控制体重可以有效改善脂肪肝症状。同时，低 GI 碳水化合物可以改善肠道健康，膳食纤维可以调节肠道菌群，促进有益菌的生长，抑制有害菌的繁殖。良好的肠道菌群平衡有助于减少内毒素的产生，降低肝脏的炎症反应。

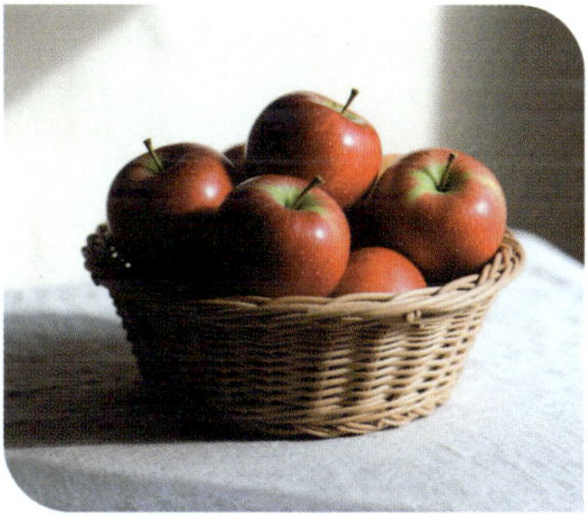

3. 果糖代谢对肝脏的多重影响

由于果糖代谢只能由肝脏代谢完成，这会造成肝脏脂肪堆积；并且，果糖代谢不受胰岛素调控，会使更多游离脂肪酸进入肝脏，直接进入脂肪合成途径。此外，其代谢产物会促进尿酸生成和炎症反应。研究表明，每日摄入果糖＞ 50 g，脂肪合成速率提高 3 倍。

4. 控糖措施

（1）控制精制糖的来源，例如，含糖饮料、烘焙甜品等。

（2）每天水果限量 200~300 g（优选低糖莓果，苹果等），警惕鲜榨果汁。

（3）选择科学替代方法，选择不影响血糖的代糖，例如，赤藓糖醇、甜菊糖等。选择肉桂、香草精等，满足甜味需求。

（4）慢碳最好选择 GI 值＜ 40 的黑米、红米、钢切燕麦等或选择 GI 值在 40~55 的全麦面包、荞麦面、红薯、山药等。

总之，对于脂肪肝患者来说，饮食管理至关重要。控糖先控精制糖，可以有效减少血糖波动和胰岛素抵抗，减轻肝脏脂肪堆积；护肝先选慢碳，通过选择低 GI 的碳水化合物，可以稳定血糖，增加饱腹感，改善肠道健康，从而对肝脏起到保护作用。建议脂肪肝患者在日常饮食中尽量减少精制糖的摄入，多选择全谷物、豆类和非淀粉性蔬菜等低 GI 碳水化合物，以改善脂肪肝症状，促进肝脏健康。

三、优质蛋白：肝脏的“忠诚卫士”，肌肉的“坚固盾牌”

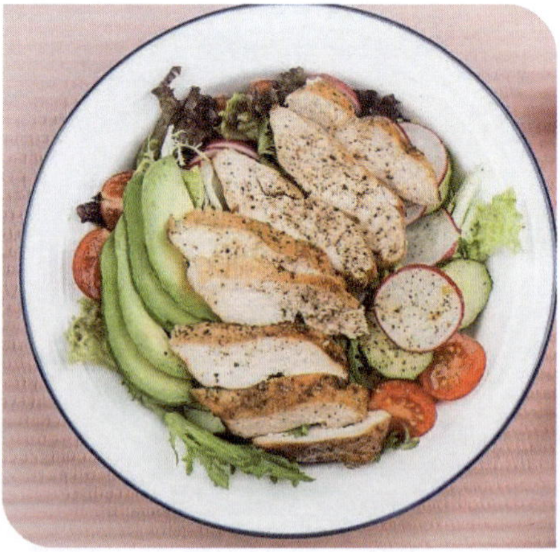

优质蛋白是指蛋白质的氨基酸组成与人体需求相近，易于被人体吸收利用的蛋白质，其在维持肝脏健康和肌肉功能方面发挥着至关重要的作用。蛋白质是人体

最重要的营养物质之一，参与身体的多种生理功能，包括细胞修复、免疫调控、激素合成等。对于肝脏和肌肉来说，优质蛋白更是不可或缺的“忠诚卫士”和“坚固盾牌”。

（一）优质蛋白对肝脏有修复与再生的作用

肝脏是人体最重要的代谢器官之一，具有强大的再生能力。当肝脏受到损伤时（如脂肪肝、肝炎、肝硬化等），蛋白质在体内分解为氨基酸后，可以被肝脏细胞利用，合成新的蛋白质和细胞结构，从而促进肝脏细胞的修复和再生。对于脂肪肝患者来说，肝脏细胞的修复和再生有助于减少脂肪堆积，改善肝脏功能。肝脏在蛋白质代谢中起着关键作用，同时依赖蛋白质来维持代谢功能。优质蛋白可以调节血糖，肝脏通过合成和分解糖原来维持血糖稳定。优质蛋白可以提供必要的氨基酸，支持肝脏的糖代谢功能。优质蛋白是合成酶和载体蛋白的原料，肝脏合成多种酶和载体蛋白，这些蛋白质在脂肪代谢、解毒等过程中发挥重要作用。肝脏解毒酶（如细胞色素 P450）依赖蛋白质合成，充足蛋白质摄入可优化解毒能力。并且，某些氨基酸（如牛磺酸、精氨酸等）具有抗炎作用，可减轻脂肪肝相关的慢性炎症。优质蛋白的摄入可以确保肝脏有足够的原料来合成这些重要蛋白质。同时，优质蛋白具有解毒功能，肝脏是人体的主要解毒器官，它通过一系列生化反应将毒素转化为无害物质排出体外，而优质蛋白能为肝脏提供必要的氨基酸，支持肝脏的解毒功能。脂肪肝患者往往存在胰岛素抵抗和肝脏脂肪堆积，优质蛋白可以提高胰岛素敏感性，减少肝脏脂肪合成。另外，优质蛋白还可以提供饱腹感，以便减少高热量食物的摄入，从而减少肝脏脂肪堆积。

优质蛋白对肌肉的合成和修复具有巨大的作用，肌肉的生长和修复依赖于蛋白质的摄入。肌肉合成需要多种氨基酸，而优质蛋白可以提供这些氨基酸，支持肌肉的生长和修复。同时，在减重过程中，优质蛋白可以减少肌肉流失，保持肌肉量，提高基础代谢率。肌肉是葡萄糖的主要消耗器官，足够的肌肉量可改善血糖控制，减少脂肪肝恶化风险。脂肪肝患者常伴随肌肉减少（肌少症），而高蛋白饮食可维持肌肉量，避免代谢率下降。蛋白质帮助肌肉合成，使运动更高效，进一步促进内脏脂肪燃烧。

优质蛋白不仅可以促进肌肉合成，还可以增强肌肉力量。通过增加肌肉量和改善肌肉功能，优质蛋白可以提高运动表现，增强身体的耐力和爆发力。优质蛋白能够预防肌肉损伤，强壮的肌肉可以更好地支撑关节和骨骼，减少运动损伤的风险。肌肉量的增加可以提高基础代谢率，帮助身体更有效地燃烧脂肪，维持健康的体重。

（二）优质蛋白的主要来源

优质蛋白的主要来源包括动物蛋白和植物蛋白。

1. 动物蛋白

（1）瘦肉：如鸡胸肉、瘦牛肉、瘦猪肉等，富含氨基酸，是优质蛋白的良好来源。

（2）鱼类：如三文鱼、鳕鱼、鲭鱼等，富含优质蛋白和不饱和脂肪酸（如 ω-3 脂肪酸），对心血管健康有益。

（3）蛋类：鸡蛋是优质蛋白的典型代表，其蛋白质的氨基酸组成与人体需求非常接近，吸收利用率高。

（4）低脂奶制品：如牛奶、酸奶、奶酪等，富含优质蛋白和钙质，有助于维持骨骼健康。

2. 植物蛋白

（1）豆类：如黄豆、黑豆、绿豆、红豆等，富含优质蛋白和膳食纤维，是素食者的优质蛋白来源。

（2）坚果和种子：如杏仁、核桃、腰果、亚麻籽等，富含优质蛋白和健康脂肪，有助于维持心血管健康。

（3）全谷物：如燕麦、糙米、全麦面包等，虽然蛋白质含量相对较低，但也是优质蛋白的来源之一，同时富含膳食纤维和其他营养成分。

为了确保摄入足够的优质蛋白，建议均衡饮食，结合动物蛋白和植物蛋白，确保摄入各种氨基酸。例如，可以在一天的饮食中摄入包括瘦肉、鱼类、豆类、坚果等多种蛋白质来源。根据每个人的体重、年龄、性别和运动量，合理计算每日蛋白质摄入量。一般建议成年人每日蛋白质摄入量为 0.8~1.2 g/kg 体重。蛋白质的摄入也应与碳水化合物和健康脂肪搭配，以提供全面的营养。例如，可以在餐中搭配全谷物、蔬菜和健康脂肪，如橄榄油或坚果。虽然蛋白质对健康有益，但过量摄入也可能对肾脏等器官造成负担。建议根据个人需求合理摄入，避免过量。

不同人群对于蛋白质的需求也是不一样的，老年人肌肉量减少，蛋白质需求相对较高，建议增加优质蛋白的摄入，以维持肌肉量和身体功能。运动员需要更多的蛋白质来支持肌肉修复和生长，建议增加优质蛋白的摄入，并根据运动强度和类型调整蛋白质摄入量。素食者应特别注意蛋白质的摄入，通过豆类、坚果、全谷物等植物蛋白来源，确保摄入足够的氨基酸。

总之，优质蛋白是肝脏的“忠诚卫士”和肌肉的“坚固盾牌”。它在肝脏修复、代谢功能维持、脂肪肝改善及肌肉合成、力量增强和身体成分维持等方面发挥着重要作用。我们通过均衡饮食，多样化蛋白质来源，合理搭配碳水化合物和脂肪，可以确保摄入足够的优质蛋白，从而改善肝脏健康，增强肌肉功能，提升整体健康水平。

优质蛋白会提供必需氨基酸，例如支链氨基酸会减少肌肉分解，促进肝细胞增殖，蛋氨酸会合成肝脏核心抗氧化剂谷胱甘肽等。研究发现，高蛋白饮食可使肝脏脂肪合成酶活性降低35%，从而来抑制脂肪合成。优质蛋白会提升肉碱水平，加速脂肪酸进入线粒体燃烧。实验证明，同等热量下，高蛋白组肝脏β氧化速率提高28%。乳清蛋白刺激GLP-1分泌，降低餐后血糖波动。

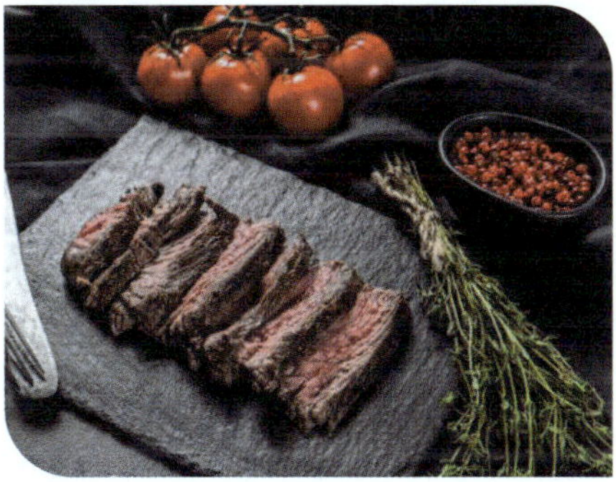

四、坏脂肪伤肝，好脂肪护肝

在脂肪肝的防治中，脂肪的种类确实对肝脏健康有着不同的影响。通常可以将脂肪分为“坏脂肪”和“好脂肪”，它们在脂肪肝中的作用机制也有所不同。脂肪的选择至关重要——好的脂肪不仅能减轻肝脏负担，还能主动修复肝损伤。

（一）坏脂肪种类

“坏脂肪”主要包括饱和脂肪酸及反式脂肪酸。

1. 饱和脂肪酸

主要存在于动物脂肪（如猪油、牛油、奶油等）和部分植物油（如椰子油、棕榈油等）中。其特点是脂肪酸链上的碳原子之间没有双键，化学性质较为稳定。饱和脂肪酸进入肝脏后，容易被肝脏吸收并转化为脂肪，进而堆积在肝脏细胞内，使得肝脏内脂肪堆积过多，导致脂肪肝的发生和发展。饱和脂肪酸的代谢产物可以激活肝脏内的炎症信号通路，引发肝脏炎症反应，进一步加重肝脏损伤。当人体内摄入过量的饱和脂肪酸时，血液中的胆固醇和低密度脂蛋白胆固醇（LDL-C）水平会升高，影响血脂代谢，增加动脉粥样硬化和心血管疾病的风险，而这些疾病又与脂肪肝的发生和发展密切相关。

2. 反式脂肪酸

反式脂肪酸的结构特点是碳链上的双键呈反式排列，与天然的顺式双键不同。反式脂肪酸是不饱和脂肪酸在加工过程中发生氢化反应后形成的。常见于人造奶油、油炸食品、烘焙食品（如蛋糕、饼干）等。它可以干扰肝脏对脂肪的正常代谢过程，使脂肪更容易在肝脏内堆积，加重脂肪肝的程度。反式脂肪酸的代谢产物会增加肝脏内的氧化应激水平，损伤肝细胞，导致肝细胞功能障碍。反式脂肪酸不仅会升高低密度脂蛋白胆固醇（LDL-C）水平，还会降低高密度脂蛋白胆固醇（HDL-C）水平，进一步加剧血脂异常，对肝脏健康产生负面影响。

（二）好脂肪种类

“好脂肪”主要是不饱和脂肪酸，不饱和脂肪酸包括单不饱和脂肪酸及多不饱和脂肪酸。

1. 单不饱和脂肪酸

单不饱和脂肪酸（MUFA）是指在碳链上只含有一个双键的脂肪酸，如油酸。主要存在于橄榄油、茶籽油、菜籽油、花生油及坚果（如杏仁、腰果）中。

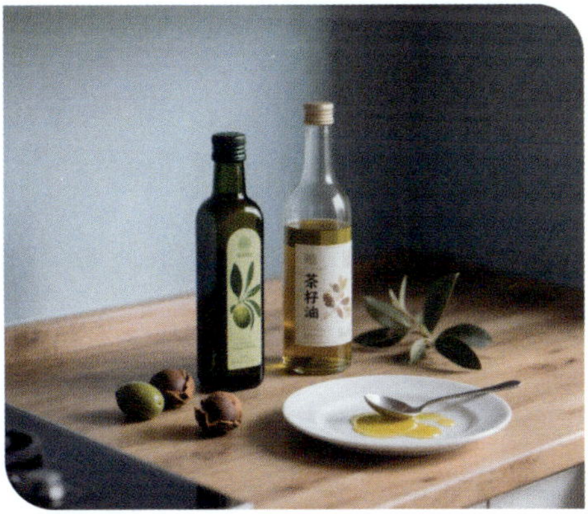

单不饱和脂肪酸可以调节肝脏脂肪代谢相关基因的表达，可以降低肝脏SREBP-1c表达，减少脂肪合成，也促进了脂肪的分解和利用，减少脂肪在肝脏内的堆积。并且，它可以改善胰岛素敏感性，有助于降低胰岛素抵抗，降低血糖水平，从而减少肝脏脂肪的合成。它也可以改善HDL功能，促进胆固醇逆转运。同时，它具有抗炎作用，可以抑制炎症因子的产生，减轻肝脏炎症，保护肝脏免受炎症损伤。研究显示，地中海饮食（MUFA 为主）可使脂肪肝逆转率提高 3 倍。

2. 多不饱和脂肪酸

多不饱和脂肪酸主要包括 ω-3 多不饱和脂肪酸及 ω-6 多不饱和脂肪酸。

（1）ω-3 多不饱和脂肪酸主要包括 α-亚麻酸、二十碳五烯酸（EPA）和二十二碳六烯酸（DHA），主要存在于深海鱼类（如三文鱼、鲭鱼、鳕鱼）、鱼油、亚麻籽油和核桃中。ω-3 多不饱和脂肪酸具有显著的抗炎和抗氧化作用，可以抑制炎症因子的产生，降低肝脏氧化应激水平，减轻肝脏炎症和损伤。它也可以调节血脂代谢，降低血液中的甘油三酯水平，改善血脂代谢，减少脂肪在肝脏内的堆积。同时，提升脂联素分泌，增强脂肪酸氧化，ω-3 多不饱和脂肪酸可以促进肝内脂肪的分解，激活肝脏中的脂肪分解相关基因，促进脂肪的分解和代谢，从而减轻脂肪肝的程度。

（2）ω-6 多不饱和脂肪酸主要包括亚油酸和花生四烯酸，主要存在于植物油（如玉米油、大豆油、葵花籽油）和坚果中。适量摄入 ω-6 多不饱和脂肪酸对肝脏也有一定的保护作用，它可以调节脂肪代谢，促进脂肪的分解和利用。然而，需要注意的是，ω-6 与 ω-3 多不饱和脂肪酸的摄入比例应保持平衡，过量摄入 ω-6 多不饱和脂肪酸可能会引起炎症反应，因此建议 ω-6 与 ω-3 多不饱和脂肪酸的摄入比例为 4:1 左右。

3. 其他脂肪酸

（1）中链脂肪酸（MCT）：中链脂肪酸属于快速供能型，直接通过门静脉吸收，无须肉碱转运即能氧化，并且生酮效应强，促进肝脏脂肪分解。实验结果表明，MCT 组比 LCT 组肝脏脂肪多减少 27%。

（2）磷脂类：磷脂类是细胞膜建筑师，主要包括蛋黄、动物肝脏等。构成肝细胞膜主要成分（磷脂酰胆碱占 60%），增强极低密度脂蛋白（VLDL）组装，促进脂肪外运。人体研究表明，磷脂类补充 6 个月可改善肝弹性检测值。

五、膳食纤维，给肝脏“刮刮油”

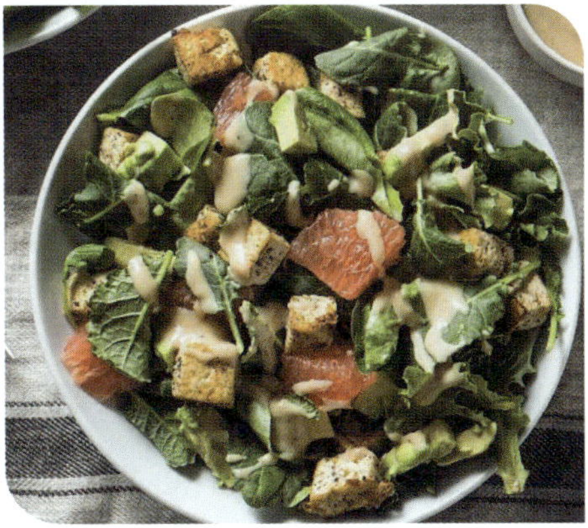

膳食纤维是脂肪肝治疗的“肠道清道夫”和“代谢调节器”。膳食纤维对肝脏健康具有显著的保护作用，尤其在改善脂肪肝和减轻肝损伤方面，其作用机制主要

通过调节肠道菌群和代谢途径实现。

（一）膳食纤维的分类及对脂肪肝保护作用

膳食纤维分为可溶性膳食纤维和不可溶性膳食纤维：

1. 可溶性膳食纤维

包括果胶、菊粉、低聚果糖等，存在于燕麦、豆类、水果和蔬菜中。这类纤维可以吸水膨胀，形成胶状物质，有助于延缓胃排空，增加饱腹感，减少食物中脂肪和胆固醇的吸收。

2. 不可溶性膳食纤维

包括纤维素、木质素，存在于全麦制品、坚果和种子中，主要通过增加肠道蠕动，促进排便，减少肠道毒素的吸收。

膳食纤维对脂肪肝具有保护作用，表现为：

3. 可以降低非酒精性脂肪肝病（NAFLD）风险

一项全国性横断面研究显示，膳食纤维摄入量较高的个体患 NAFLD 的风险较低。在 3 974 名参与者中，膳食纤维摄入量处于最高三分位数的个体患 NAFLD 的概率比最低三分位数的个体低 19%。

4. 可以改善肝脏功能参数

膳食纤维摄入量与肝脏功能参数的改善相关。研究发现，膳食纤维摄入量增加与肝功能指标的改善有关。

（二）膳食纤维对肝脏的“刮油”作用

可溶性膳食纤维在肠道中形成胶状薄膜，减缓脂肪和胆固醇的吸收，降低血液中甘油三酯和胆固醇水平，从而减少肝脏脂肪堆积。膳食纤维可以延缓食物在胃肠道中的消化和吸收，减少脂肪的吸收速度和总量。此外，膳食纤维可以调节胰岛素敏感性，降低血糖水平，从而减少肝脏脂肪的合成。膳食纤维还可以结合胆汁酸促进排泄，迫使肝脏动用胆固醇合成新胆汁酸，研究显示，高纤维饮食可使胆汁酸循环量增加 1.8 倍。研究表明，可溶性膳食纤维可以显著增加肠道中产酸拟杆菌的丰度。这种菌群通过调节胆汁酸代谢，激活肠道 FXR 信号通路，促进肝脏中鸟氨酸氨基转移酶（OAT）的表达，减少氨积累引起的毒性损害。膳食纤维在肠道中被微生物发酵，产生短链脂肪酸（如乙酸、丙酸和丁酸等），这些短链脂肪酸具有不同的作用，例如，丙酸盐能提高胰岛素敏感性 35%；丁酸盐能抑制肝脏脂肪合成酶（ACC、FAS），以上两者都可以调节肠道菌群的组成和功能。有益的肠道菌群可以减少肠道通透性，降低内毒素血症的发生，从而减轻肝脏的炎症反应。临床数据表明，每日增加 10 g 纤维，门静脉内毒素下降 28%。膳食纤维也可通过调节肠道菌群，减少肠道炎症，降低内毒素血症，减轻肝脏炎症反应。并且，通过调节胆汁酸代谢，膳食纤维促进肝脏中谷氨酰胺的合成，减少氨积累，减轻肝细胞损伤。膳食纤维还能降低肝损伤风险，高膳食纤维摄入与多种慢性疾病风险降低显著相关，包括酒精性肝病（ALD）和非酒精性脂肪性肝病（NAFLD）。膳食纤维通过降低血脂和血糖水平，减少心血管疾病风险，间接保护肝脏。

因此，在日常生活中，每个人应该增加膳食纤维摄入，建议成年人每日摄入 25~30 g 膳食纤维。可以通过食用全谷物、豆类、水果、蔬菜等食物来增加膳食纤维的摄入量。对于脂肪肝患者，建议优先选择富含可溶性膳食纤维的食物，如燕麦、苹果、胡萝卜等。

六、肠道菌群失调，饮食来调理

（一）肠道菌群失调与脂肪肝的关联

肠道菌群失调是指肠道内有益菌和有害菌的比例失衡，这种失衡可能导致多种健康问题，包括消化不良、免疫力下降、肥胖、代谢紊乱等。肠道菌群失调与脂肪肝，尤其是非酒精性脂肪肝病之间存在密切关联。菌群失衡可能导致肠道通透性增加、内毒素入血、炎症反应和代谢紊乱，从而加剧肝脏脂肪沉积。饮食调整和改善菌群平衡，是调理脂肪肝的重要策略。肠道微生态紊乱会加剧脂肪肝的炎症和代谢异常，通过科学饮食可有效调节菌群结构，改善肝脏健康。

（二）改善肠道菌群的综合干预措施

增加益生元和益生菌的摄入，减少高糖、高脂肪食物的摄入，增加抗氧化剂和水分的摄入，可以有效改善肠道菌群失调。为呵护肠道菌群与肝病健康，应避免食用破坏菌群的食物，如会破坏肠道屏障、加剧肝脏损伤的过量酒精；大量蜂蜜也不宜，因其果糖会在肝脏内直接转换成脂肪；还有会促进有害菌增殖的加工肉类，同样要少吃等。

1. 重点补充可溶性膳食纤维（促进有益菌增殖）及多酚类物质（调节菌群平衡）等益生元

直接食用发酵食品，如含有嗜热链球菌的无糖酸奶等来补充益生菌。它可以直接引入有益菌，改善菌群结构。益生菌是活的微生物，能够改善肠道菌群平衡。常见的益生菌来源包括酸奶，应选择无糖或低糖的酸奶，含有活性乳酸菌；发酵食品，如泡菜、酸菜、味噌、纳豆、康普茶等；益生菌补充剂——如果饮食中难以获得足够的益生菌，可以选择益生菌补充剂，但需在医生或营养师的建议下使用。

2. 减少含糖饮料、甜点、油炸食品、精制白面包、香肠等的摄入

以上这些食物，会为有害菌（如肠杆菌科）提供生长“养分”，促进其繁殖，破坏肠道菌群平衡，所以要少吃。

精制白面包、白米饭、糕点等精制碳水化合物，容易被人体快速消化吸收，进而引发血糖大幅波动。这种不稳定的血糖状况不利于肠道健康，可能加重肠道菌群失调，也得控制摄入量。油炸食品、香肠、动物脂肪等高脂肪食物，尤其是富含饱和脂肪和反式脂肪的食物，会改变肠道环境，干扰肠道菌群之间的正常关系，影响菌群平衡，同样不宜多吃。

3. 日常生活中增加一些如深海鱼（三文鱼、沙丁鱼）、亚麻籽、奇亚籽等 Omega-3 脂肪酸及蓝莓、黑巧克力（≥ 70% 可可）、绿茶、姜黄等抗氧化剂的摄入

它们可以增强我们身体的抗炎作用。抗氧化剂可以帮助减少肠道内的氧化应激，保护肠道菌群。富含抗氧化剂的食物包括：浆果类，如蓝莓、草莓、黑莓等，富含多酚类化合物；绿茶，富含儿茶素，具有抗氧化作用；坚果和种子，如杏仁、核桃、亚麻籽等，富含维生素 E 和健康脂肪。

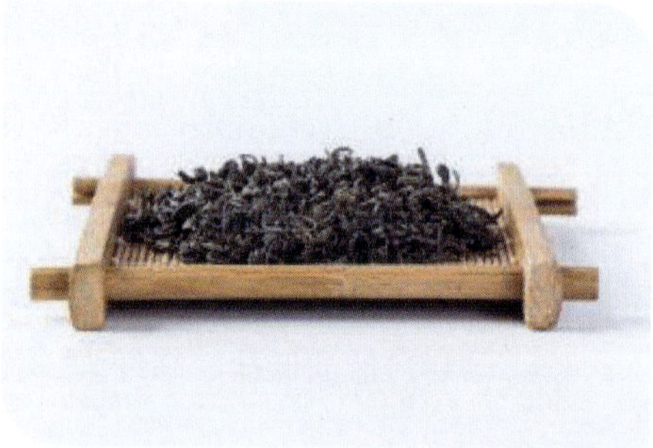

4. 增加水分摄入

充足的水分摄入有助于维持肠道的正常蠕动，促进排便，减少有

害菌在肠道内的停留时间。建议每天至少饮用 1 500~2 000 mL 的水。避免过度使用抗生素，虽然抗生素可以杀死有害菌，但也会破坏肠道内的有益菌。如果需要使用抗生素，建议在医生的指导下进行，并在使用后适当补充益生菌。

5. 适当的运动

如每周 150 分钟有氧运动（如快走、游泳）改善菌群和肝脏代谢。同时，减少压力和每天保证 7~8 小时的睡眠也可以调节肠道菌群。建议在医生或营养师的指导下进行饮食调理，以确保安全和有效。如果肠道菌群失调的症状持续存在或加重，建议及时就医。

七、食谱设计："护肝减脂" 食谱，好吃不单调

（一）脂肪肝调理食谱

1. 七日护肝轻食餐单

◎ 每日能量 1 600 kcal | 蛋白质 80 g（20%）| 脂肪 44 g （25%）| 碳水化合物 220 g（55%）

核心原则：低油低盐、高纤维、优质蛋白的三餐搭配。以清润、纤体排毒为主，低脂高纤 + 抗氧化 + 益生菌协同，调节肠道菌群，减少肝脏脂肪合成。强化肠道排毒功能，减少肝脏脂肪堆积，通过高纤维 + 低 GI+ 抗氧化组合，促进胆汁分泌、加速脂质代谢，同时维持肠

道菌群平衡，见表 3~ 表 9。

表 3　初始日食谱：清润打底

餐次	名称	数量（生重，单位：g）
早餐	燕麦奇亚籽粥 1 碗	燕麦片 20、奇亚籽 5
	脱脂牛奶	脱脂牛奶 250
	水煮鸡蛋 1 个	鸡蛋 50
	蓝莓	蓝莓 100
午餐	杂粮饭 1 碗	糙米 15、藜麦 15、大米 60
	蒜蓉西蓝花炒虾仁	西蓝花 100、虾仁 50
	土豆丝炒芹菜	芹菜 100、土豆 50
	菠菜菌菇豆腐味噌汤	菠菜 50、白玉菇 50、豆腐 75
加餐	无糖酸奶	125
晚餐	荞麦馒头	面粉 70、荞麦面 20
	鸡胸肉炒芦笋	鸡胸肉 50、芦笋 75
	魔芋丝炒海带	魔芋 50、海带 75
	凉拌木耳黄瓜丝	干木耳 5、黄瓜 75、胡萝卜 50
每日	油：25	盐：5

表 4　进阶日食谱：纤维排毒

餐次	名称	数量（生重，单位：g）
早餐	蔬果汁	胡萝卜半根、苹果半个、水 300 mL
	巴旦木	10
	水煮鸡蛋 1 个	鸡蛋 50
	黑巧全麦欧包	50
午餐	绿豆饭 1 碗	绿豆 20、大米 80
	酱牛肉	瘦牛肉 100
	蚝油油麦菜	油麦菜 100
	冬瓜海带汤	冬瓜 75、海带 75
加餐	无糖酸奶	酸奶 125
晚餐	蒸玉米 1 根	玉米 100
	秋葵拌金针菇	秋葵 100、金针菇 50
	蒜蓉苋菜	苋菜 100
	白灼大虾	鲜虾 100
每日	油：25	盐：5

表 5　强化日食谱：深海抗炎

餐次	名称	数量（生重，单位：g）
早餐	藜麦牛油果沙拉	藜麦 25、牛油果 100、蔬菜 100
	香煎三文鱼	三文鱼 100
	无糖豆浆	豆子 300

续表

餐次	名称	数量（生重，单位：g）
午餐	薏米饭 1 碗	薏米 20、大米 80
	拌蔬菜	罗马生菜 50、紫甘蓝 50
	芦笋炒香菇	芦笋 100、香菇 50
	西红柿鸡蛋汤	西红柿 100、鸡蛋 50
加餐	蓝莓	蓝莓 100
晚餐	黑米饭 1 碗	黑米 20、大米 80
	清蒸鳕鱼	鳕鱼 100
	魔芋丝拌莴笋丝	魔芋 50、莴笋 100
	清炒芥蓝	芥蓝 100
每日	油：25	盐：5

表 6　稳控日食谱：杂粮调糖

餐次	名称	数量（生重，单位：g）
早餐	蒸南瓜	南瓜 100
	水煮鸡蛋 1 个	鸡蛋 50
	水煮西蓝花	西蓝花 75
	无糖酸奶	酸奶 125
午餐	燕麦饭	大米 60、燕麦 20
	虾仁炒西葫芦	虾仁 50、西葫芦 100
	鹰嘴豆时蔬沙拉	鹰嘴豆 20、蔬菜 100、油醋汁 15
	紫菜蛋花汤	干紫菜 2、蛋花 25

续表

餐次	名称	数量（生重，单位：g）
加餐	樱桃	樱桃 100
晚餐	荞麦馒头	荞麦 20、面粉 80
	芹菜炒牛肉	牛里脊 100、芹菜 100
	黄瓜 1 根	黄瓜 100
每日	油：25	盐：5

表 7　巩固日食谱：菌菇养肠

餐次	名称	数量（生重，单位：g）
早餐	大枣枸杞小米粥	大枣 2 个、小米 25、枸杞 5 粒
	芝麻拌菠菜	菠菜 100、芝麻 10
	水煮鸡蛋 1 个	鸡蛋 50
午餐	蒸红薯	红薯 150
	鸡胸肉杏鲍菇沙拉	鸡胸肉 100、杏鲍菇 75、圣女果 50、彩椒 50、油醋汁 15
	炝拌土豆丝	土豆 100、胡萝卜 50
	蒜泥油菜	油菜 100
加餐	无糖酸奶	酸奶 125
晚餐	陈皮莲子红豆沙	红豆 50、莲子 20、陈皮 2
	丝瓜口蘑炒扇贝丁	丝瓜 100、口蘑 50g、扇贝丁 75
	南瓜炖四季豆	南瓜 75、四季豆 100
每日	油：25	盐：5

表 8　修护日食谱：蛋白质赋能

餐次	名称	数量（生重，单位：g）
早餐	牛奶冲燕麦片	脱脂牛奶 250、燕麦片 25
	五香鹌鹑蛋 5 个	鹌鹑蛋 50
	黄瓜拌金针菇	黄瓜 100、金针菇 50
午餐	杂粮饭	多种杂粮 50、大米 50
	葱爆羊肉	葱 50、瘦羊肉片 100
	荷兰豆拌木耳	荷兰豆 100、木耳 2
	清汤白萝卜	白萝卜 100
加餐	核桃 2 个	核桃 10
晚餐	杂粮粥	杂粮 30
	蒜泥空心菜	空心菜 100
	小葱拌豆腐	豆腐 100、小葱 50
	土豆炒小白菜	小白菜 100、土豆 100
每日	油：25	盐：5

表 9　整合日食谱：均衡调理

餐次	名称	数量（生重，单位：g）
早餐	山药小米粥	山药 70、小米 20
	茶叶蛋 1 个	鸡蛋 50
	豆干拌洋葱丝	豆干 75、洋葱 75

续表

餐次	名称	数量（生重，单位：g）
午餐	黑米饭	黑米 20、大米 80
	肉片炒西葫芦	瘦猪肉 50、西葫芦 100
	三色彩椒拌藕丁	青红黄甜椒各 50 、莲藕 100
	裙带菜豆腐汤	干裙带菜 3、豆腐 100
加餐	西瓜	西瓜 100
晚餐	玉米饼	玉米面 75
	凉拌苦瓜	苦瓜 100
	蒜泥菜心	菜心 100
	花甲冬瓜汤	花甲 50、冬瓜 75
每日	油：25	盐：5

2. 食物之间替换：（均为生重、可食部）

（1）主食

小麦粉 25 g（1/4 个馒头 ＝大米 25 g（1/4 碗米饭）＝小米、玉米面、荞麦粉或燕麦片 25 g ＝面条 30 g ＝鲜玉米 80 g ＝红薯 85 g ＝土豆 100 g ＝芋头 100 g ＝山药 150 g。

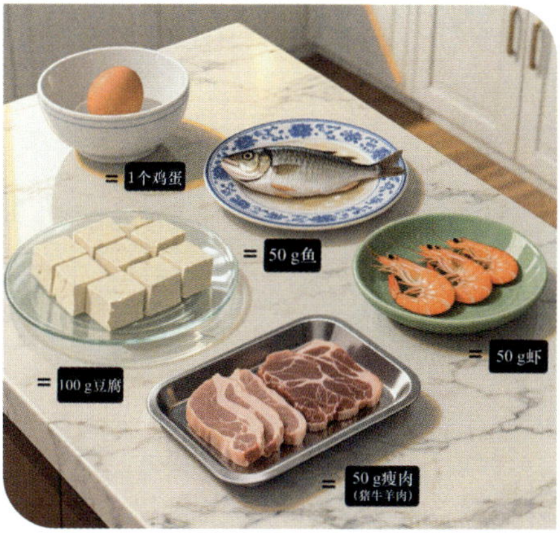

少喝细粮粥，可喝少量粗粮粥，如大碴子粥、燕麦粥、薏米仁粥。

（2）副食

1 个鸡蛋= 100 g 豆腐= 50 g 鱼或虾= 50 g 瘦肉（猪牛羊肉）。

（二）食材选择

1. 主食

杂粮饭（糙米饭、黑米饭等）；杂面馒头（全麦馒头、荞麦馒头、玉米面馒头），粗粮占一天主食摄入量 1/5~1/3。推荐食用粗粮粥，如大碴子粥、红豆粥、黑米粥、绿豆粥、薏米仁粥等。食用土豆、芋头、山药、藕、凉粉等食物，主食要减量。

2. 蔬菜

选择应季新鲜蔬菜，每天≥ 500 g。餐餐有蔬菜，多吃叶菜，如芹菜、小白菜、小油菜、油麦菜、茼蒿等。

3. 蛋白质类

每天一个煮鸡蛋；奶制品选择无糖酸奶或脱脂牛奶；豆制品每天约 50 g；瘦肉每天 50~75 g；鱼虾贝类等海产品每周 2~3 次。优先选择不饱和脂肪酸丰富的食物，如北极虾、刀鱼、黑鱼、黄花鱼、鳗鱼等深海鱼。

4. 水果

多选择苹果、梨、猕猴桃、樱桃、柚子、草莓、橙子、杏、桃子、橘子、蓝莓等水果，水果需要限量，每天不超过 200 g；限制高糖水果：菠萝、葡萄、榴莲、香蕉、大枣、荔枝、芒果等，每次不超过 150 g。

5. 油类

烹调油每天 20~25 g，优选亚麻籽油、紫苏子油、核桃油、橄榄油、茶籽油，其中摄入坚果 10 g ≈ 5 g 烹调油。

烹调采用凉拌、清蒸、滑溜、煮、卤拌、炝、氽等；忌用或少用油焖、煎、炸、干烧、干烤等。口味清淡，食盐可刺激食欲，造成食量增加，也不利于健康。平衡膳食，食物选择多样化，每天食物种类最好达到 20 种。定时定量，细嚼慢咽，每餐 8 分饱即可；晚饭不宜过饱或太晚。多饮水，每天 1 500~2 000 mL，可选择白开水、淡茶水、纯黑咖啡。

（三）食材种类

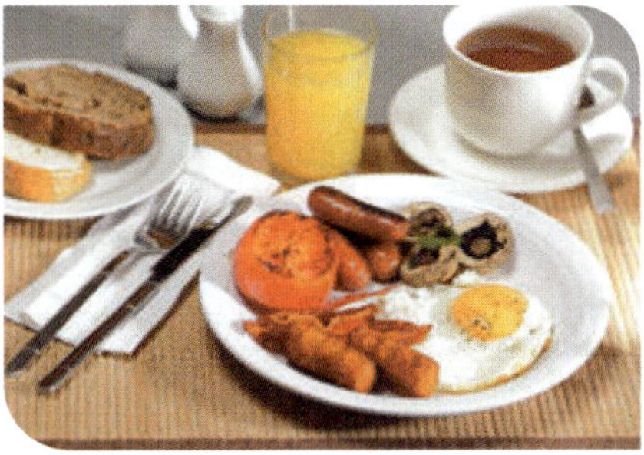

1. 护肝食材

（1）抗氧化抗炎类

大蒜、洋葱富含硫化物，蓝莓、菠菜富含多酚类化合物，绿茶富含儿茶素，均能减轻肝脏氧化应激与炎症。

（2）调节血脂类

三文鱼、沙丁鱼等深海鱼及亚麻籽、核桃，富含 Omega-3 脂肪酸，可降低肝脏甘油三酯。

（3）控糖降脂类

燕麦、糙米、藜麦等高纤维全谷物，延缓血糖上升，减少脂肪合成。

（4）限制以下食物

① 忌用或少食用榨菜、咸菜、辣酱、火腿、灌肠、素鸡、肉松等高盐食物；

② 少食糖果、巧克力、甜饮料、奶茶、蜂蜜、蔗糖、白砂糖、糯米、奶油面包、蜜豆、油条、桃酥、沙琪玛、蛋黄酥、月饼、馅饼、手抓饼、粉条；

③ 限制高脂肪食物，如肉汤、烤肉、炸肉、咖啡伴侣、黄油、人造奶油、鸡皮、猪皮、蟹黄、骨髓、肝脏等；蛋黄每天不超过 1 个。

2. “甩脂”食材

（1）主食类

✦ 燕麦

核心成分：β – 葡聚糖（可溶性膳食纤维）、B 族维生素、镁、硒。

作用机制：β – 葡聚糖通过吸附胆汁酸，减少胆固醇重吸收，使血清总胆固醇（TC）和低密度脂蛋白胆固醇（LDL–C）降低 10%~15%。

✦ 红薯 / 紫薯

核心成分：抗性淀粉（冷却后含量达 20%~30%）、β – 胡萝卜素、维生素 C、钾。

作用机制：抗性淀粉通过调节肠道菌群，增加短链脂肪酸（SCFAs）生成，抑制肝脏脂肪酸合成酶（FASN）活性，降低甘油三酯（TG）沉积。

✦ 糙米

核心成分：膳食纤维（是精米膳食纤维含量的 7 倍）、γ－谷维素、B 族维生素。

作用机制：γ－谷维素减少炎症因子（如 IL–6），改善胰岛素抵抗，减少肝脏脂肪新生（DNL）。

✦ 玉米

核心成分：叶黄素、玉米黄质、抗性淀粉、膳食纤维。

作用机制：叶黄素和玉米黄质能减少氧化应激对脂肪代谢的干扰，间接支持减重；抗性淀粉能促进益生菌增殖，改善肠道环境，减少脂肪合成。

（2）蔬菜类

✦ 西蓝花

核心成分：硫代葡萄糖苷（转化为萝卜硫素）、维生素 C、叶酸。

作用机制：萝卜硫素激活 Nrf2 通路，提升谷胱甘肽（GSH）水平，减少肝脏氧化应激损伤。

✦ 菠菜

核心成分：硝酸盐、镁、叶酸。

作用机制：硝酸盐通过肠道菌群代谢为一氧化氮（NO），改善肝脏微循环，减少脂肪堆积；叶酸降低同型半胱氨酸水平，减少肝纤维化风险。

✦ 洋葱

核心成分：槲皮素（类黄酮）、硫化物（烯丙基二硫化合物）。

作用机制：槲皮素抑制 SREBP-1c 表达，减少脂肪酸合成；硫化物促进胆汁酸代谢，降低胆固醇吸收。

（3）蛋白质类

✦ 三文鱼

核心成分：Omega-3 脂肪酸（EPA+DHA）、虾青素。

作用机制：EPA 抑制肝脏脂肪酸合成酶（FASN），DHA 激活 PPAR-α 促进脂肪酸 β-氧化；虾青素减少脂质过氧化产物（如 MDA），改善肝脏炎症（IL-6 下降 34%）。

指南推荐：每周 300 g 深海鱼，动脉斑块形成速度减缓 43%（《中国居民膳食指南》）。

✦ 豆腐 / 豆制品

核心成分：大豆异黄酮（0.1%~0.3%）、卵磷脂、植物固醇。

作用机制：大豆异黄酮抑制 HMG-CoA 还原酶，降低血清总胆固醇（TC）10%~15%。卵磷脂促进极低密度脂蛋白（VLDL）代谢，减少肝脏脂肪沉积。

（4）水果类

✦ 苹果

核心成分：果胶（水溶性纤维）、槲皮素、多酚。

作用机制：果胶结合胆汁酸，促进胆固醇排泄；槲皮素抑制 SREBP-2，减少胆固醇合成。

✦ 柑橘类（橙子、柚子）

核心成分：维生素 C（53 mg/100 g）、柚皮苷、川陈皮素。

作用机制：柚皮苷抑制胰脂肪酶活性，减少膳食脂肪吸收；川陈皮素降低肝脏甘油三酯（TG）20%。

（5）其他功能性食材

✦ 绿茶

核心成分：茶多酚、茶多糖。

作用机制：改善胰岛素敏感性，茶多糖激活 AMPK 通路，促进脂肪酸氧化。

✦ 香菇

核心成分：香菇嘌呤、β－葡聚糖。

作用机制：香菇嘌呤抑制 HMG-CoA 还原酶，降低 LDL-C 15%~20%；β－葡聚糖调节肠道菌群，减少内毒素入肝。

打卡手账

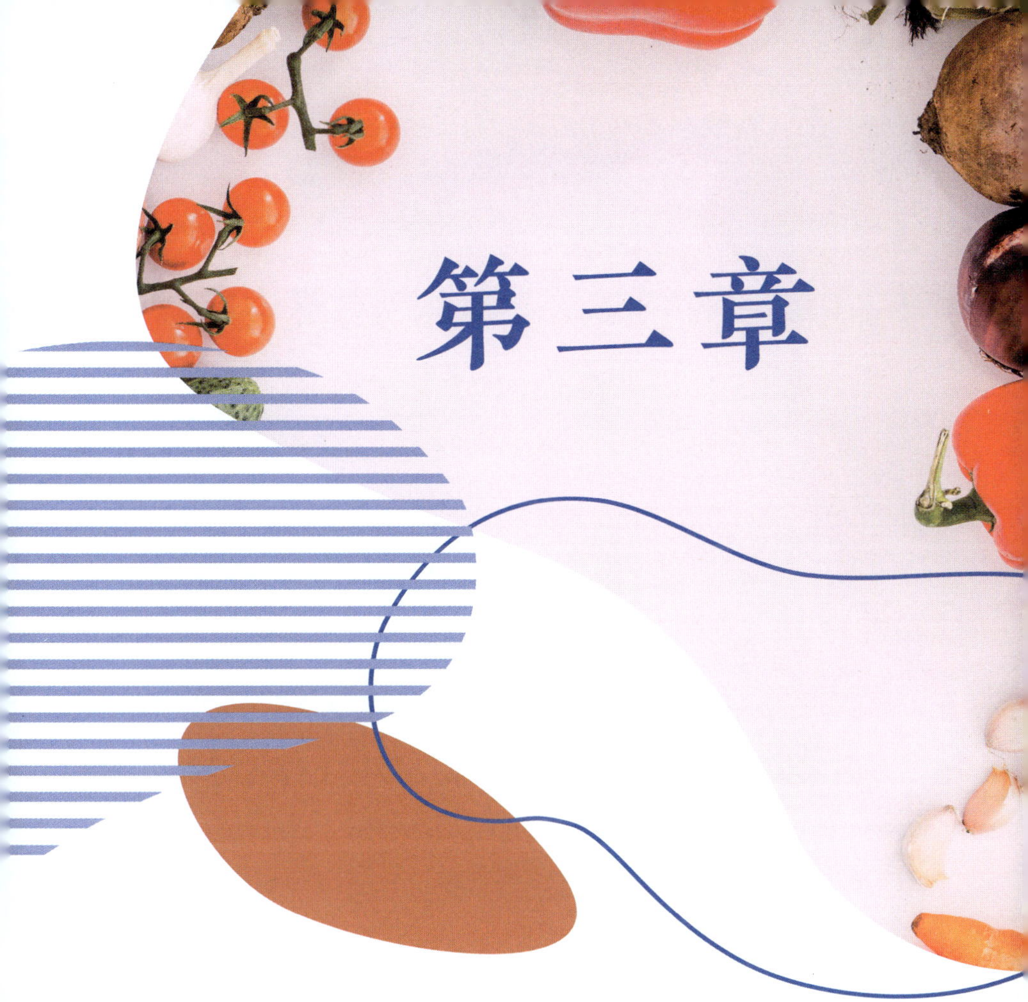

第三章

中西医携手，妙法助力肝脏“脱脂”

脂肪肝是一种常见的肝脏疾病，其发病机制复杂，涉及多种因素，包括饮食、生活方式和代谢紊乱。中西医结合治疗脂肪肝，可以充分发挥各自的优势，发挥出 1+1 ＞ 2 的康复方案，从而提高治疗效果。以下是从中医和西医两个角度对脂肪肝的治疗方法的详细分析。

一、中医治疗脂肪肝

（一）中医理论基础

中医认为脂肪肝属于“肝癖”“积证”范畴，主要病因是肝气郁结、脾虚痰湿、湿热内蕴等。病变部位主要涉及肝、脾两脏。中医治疗脂肪肝的核心在于疏肝解郁、健脾化湿、化痰消浊、活血化瘀。

中医学将肥胖归属于“脂人”“膏人”“肥人”等范畴，记载最早见于《黄帝内经》。其中，《灵枢·卫气失常篇》将人之肥瘦分为“有肥、有膏、有肉”，肥胖病因多与年龄、体质、饮食、情志、劳逸因素有关。中医认为，肥胖属本虚标实证，辨证涉及痰、湿、热等病理因素，常兼夹痰湿、血瘀、气郁等标实之证，其病位多在脾胃，与肾气虚关系密切，并可涉及五脏。常见辨证分型及临床表现如下。

（1）胃热火郁证：肥胖多食，消谷善饥，大便不爽，甚或干结，尿黄，或有口干口苦，喜饮水，舌质红，苔黄，脉数。

（2）痰湿内盛证：形体肥胖，身体沉重，肢体困倦，脘痞胸满，可伴头晕，口干而不欲饮，大便黏滞不爽，嗜食肥甘醇酒，喜卧懒动，舌质淡胖或大，苔白腻或白滑，脉滑。

（3）气郁血瘀证：肥胖懒动，喜太息，胸闷胁满，面晦唇暗，肢端色泽不鲜，甚或青紫，可伴便干，失眠，男子性欲下降甚至阳痿，女子月经不调、量少甚或闭经，经血色暗或有血块，舌质暗或有瘀斑瘀点，舌苔薄，脉弦或涩。

（4）脾虚不运证：肥胖臃肿，神疲乏力，身体困重，脘腹痞闷，或有四肢轻度浮肿，晨轻暮重，劳则尤甚，饮食如常或偏少，既往多有暴饮暴食史，小便不利，大便溏或便秘，舌质淡胖，边有齿印，苔薄白或白腻，脉濡细。

（5）脾肾阳虚证：形体肥胖，易于疲劳，四肢不温，甚或四肢厥冷，喜食热饮，小便清长，舌淡胖，舌苔薄白，脉沉细。

（二）中医治疗方法

1. 中药调理

（1）轻度脂肪肝：可选用清肝降脂茶，如荷叶、山楂、丹参、泽泻、菊花等代茶饮，有助于改善脂质代谢。

（2）中重度脂肪肝：需在专业医生的指导下进行辨证论治，常用方剂包括胃苓汤、逍遥散、三仁汤合茵陈五苓散、膈下逐瘀汤、金匮肾气丸等。

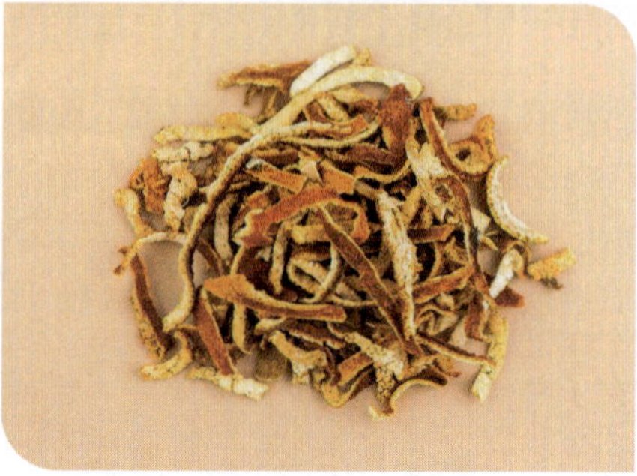

2. 针灸治疗

常用穴位是足三里、三阴交、太冲等。这些穴位可以调理脾胃、疏肝理气、清热利湿。针灸通过刺激特定穴位，调节人体的气血运行，改善肝脏的血液循环和代谢功能。

3. 穴位贴敷

“消脂贴”——将中草药加工成药泥或药膏，贴敷在肝区，通过药物的渗透作用和经络穴位效应，达到疏肝理气、化痰消浊的效果。每日一次，30 天一个疗程，轻度脂肪肝 3 个月，中度脂肪肝 6 个月，重度脂肪肝 12 个月。

4. 心理因素

脂肪肝患者常伴有抑郁、焦虑等情绪问题，中医强调保持心情舒畅，避免不良情绪对肝脏功能的影响。

二、西医治疗脂肪肝

西医认为脂肪肝的发病机制主要与代谢紊乱有关，包括肥胖、高脂血症、胰岛素抵抗等。治疗目标是减轻体重、改善代谢、保护肝脏功能。西医治疗脂肪肝的核心目标是逆转肝脂肪变性、阻止疾病进展（如肝纤维化、肝硬化）、改善代谢异常，具体方案需根据脂肪肝类型（酒精性 / 非酒精性）、严重程度（单纯性 / 脂肪性肝炎 / 肝纤维化）及合并症（如糖尿病、高脂血症）制定个体化策略。西医治疗脂肪肝强调“早期干预、综合管理”，生活方式调整是核心，药物仅作为辅助。多数单纯性脂肪肝可通过减重 5%~10% 逆转，脂肪性肝炎患者经规范治疗可阻止进展为肝硬化。关键是提高依从性，避免“重治疗、轻预防”。

（一）明确诊断与评估

治疗前需通过以下检查明确病情：

1. 实验室检查

肝功能（ALT、AST、GGT）、血脂（TG、TC、HDL-C）、血糖（空腹 / 餐后 2 小时）、胰岛素抵抗、肝炎病毒标志物（排除病毒性肝炎）。

2. 影像学检查

腹部超声、CT/MRI（鉴别局灶性病变）、肝活检（必要时）。

（二）西医治疗策略

1. 生活方式干预（基础治疗）

无论哪种类型脂肪肝，生活方式调整是基石，需长期坚持，包括饮食管理，控制总热量，限制高脂肪、高糖、高胆固醇食物的摄入，增加膳食纤维、优质蛋白和新鲜蔬菜水果的摄入。建议每周进行至少150 分钟的中等强度有氧运动，同时结合力量训练。避免吸烟和过量饮酒，减少对肝脏的进一步损害。

2. 药物治疗（针对不同病理阶段）

当生活方式干预 3~6 个月无效或病情进展（如 ALT 持续升高、肝纤维化）时，需联合药物治疗。

（1）降糖药：合并 2 型糖尿病者，首选二甲双胍（改善胰岛素抵抗，降低肝脂肪含量）；若血糖控制不佳，则可联用 GLP–1 受体激动剂（如司美格鲁肽，兼具减重和抗炎作用）。

（2）调脂药：合并高甘油三酯血症（TG ＞ 5.6 mmol/L）时，使用贝特类（如非诺贝特）预防胰腺炎；低密度脂蛋白（LDL–C）升高者，使用他汀类（如阿托伐他汀），但需监测肝功能（ALT ＜ 3 倍正常上限可谨慎使用）。

（3）降压药：合并高血压者，首选 ACEI/ARB 类（如缬沙坦），可改善肝纤维化（避免 β 受体阻滞剂，可能加重胰岛素抵抗）。

✦ 保肝抗炎药物

◎ 多烯磷脂酰胆碱（易善复）：修复肝细胞膜，改善脂肪变性（证据等级 A）；

◎ 水飞蓟素（利加隆）：抗氧化，减轻肝损伤（适用于酒精性或非酒精性肝炎）；

◎ 双环醇：降低 ALT，抑制炎症因子（如 IL-6、TNF-α）；

◎ 维生素 E（800 IU/d）：抗氧化，适用于非酒精性脂肪性肝炎（NASH）及无糖尿病者（需要警惕长期使用增加出血风险）。

✦ 抗肝纤维化药物

◎ 安络化纤丸/扶正化瘀胶囊（中药复方）：改善肝纤维化（需要在中医师指导下使用）；

◎ 奥贝胆酸（OCA）：法尼醇 X 受体（FXR）激动剂，可减轻肝纤维化和炎症（适用于 NASH 进展期，需要监测瘙痒等副作用）。

3. 手术治疗（终末期肝病）

当脂肪肝进展为肝硬化失代偿期（如腹水、消化道出血、肝性脑病）或肝癌时，需考虑肝移植，这是终末期肝病的唯一根治手段（5 年生存率为 70%~80%）；

代谢手术（减重手术）：适用于 BMI ≥ 35 kg/m² 且合并代谢综合征的 NASH 患者，可显著改善肝脂肪变性和纤维化（如胃旁路术、袖状胃切除术）。

（三）特殊类型脂肪肝的处理

1. 酒精性脂肪肝

严格戒酒（终身）是唯一有效措施；戒酒后 3~6 个月肝脂肪变性可显著改善，1~2 年炎症和纤维化可部分逆转；合并营养不良者需补充维生素（如硫胺素、叶酸）和蛋白质。

2. 药物性脂肪肝

立即停用可疑药物（如甲氨蝶呤、糖皮质激素）；支持治疗（保肝、营养支持），多数可逆（停药后 3~6 个月恢复）。

（四）治疗监测与随访

（1）每 3~6 个月：复查肝功能（ALT、AST）、血脂、血糖、肝脏超声；

（2）每年：复查肝脏弹性成像（fibroscan）评估肝纤维化进展；

（3）长期：监测肝癌标志物（AFP）和腹部 CT/MRI（肝硬化患者每 6 个月 1 次）。

三、中西医结合治疗的优势

中西医结合治疗脂肪肝，可以充分发挥中医的整体调理和西医的精准治疗优势。例如，中医通过中药调理、针灸治疗、穴位贴敷等方法，调节全身的气血和脏腑功能，改善肝脏的代谢环境；西医通过饮食控制、运动锻炼和药物治疗，直接针对脂肪肝的代谢紊乱进行干预。

中西医结合治疗脂肪肝，通过中医的整体调理和西医的精准干预，可以显著改善患者的症状和肝功能，提高生活质量。患者应在专业医生的指导下，选择合适的治疗方案，同时注意生活方式的调整，避免不良习惯对肝脏的进一步损害。

打卡手账

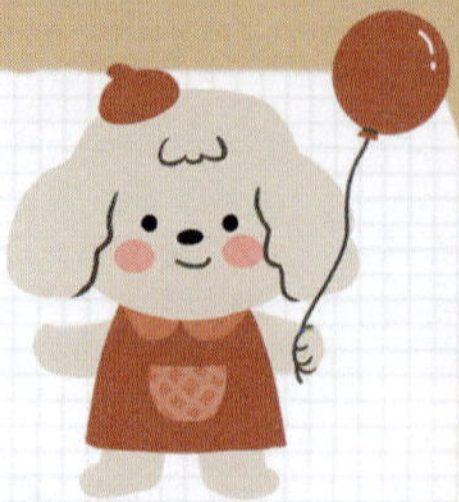

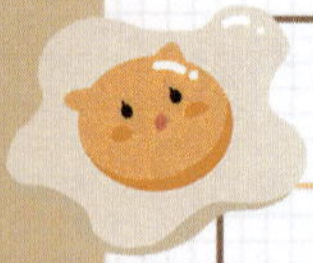

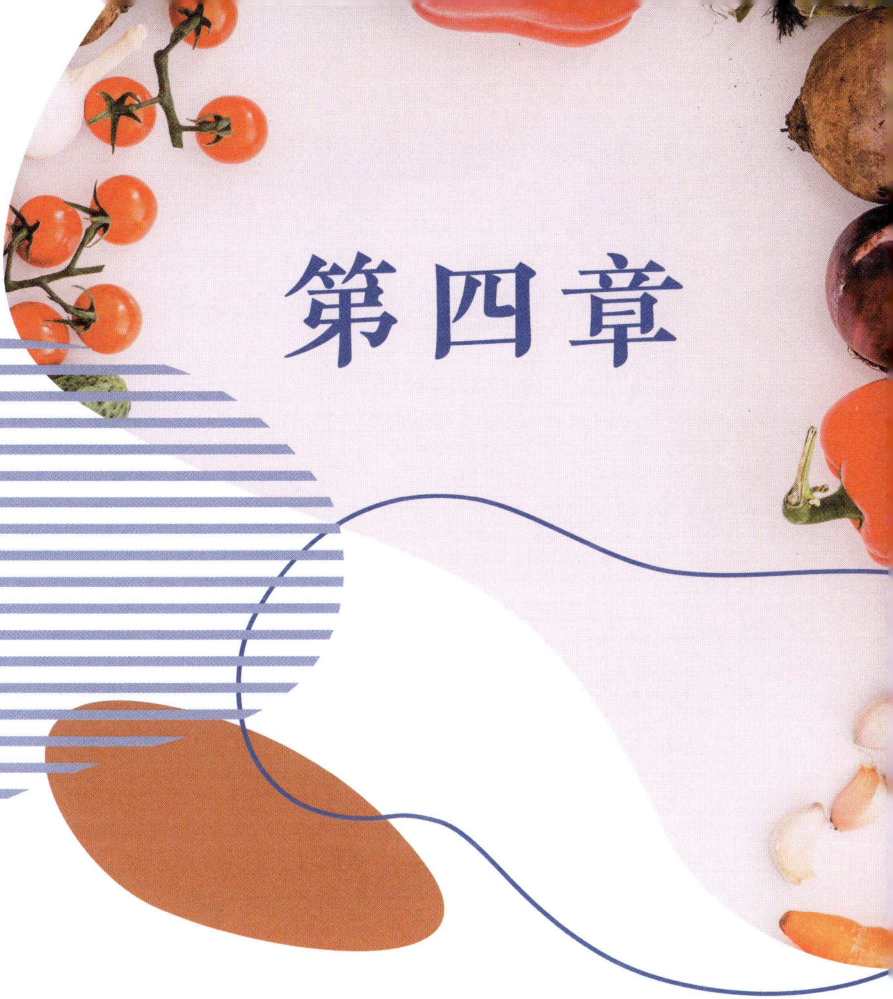

第四章

脂肪肝消失，运动法必看

对于肥胖症伴有脂肪肝的人群，运动干预方案应以注重安全为原则，在运动风险评估（包括机械性损伤风险和运动诱发疾病风险）的基础上，根据个人的BMI、体能、基础疾病和肥胖症相关疾病制定个体化运动处方，包括运动频率、强度、方式、时间、总量，以及减重过程中的运动进阶，随访运动执行情况，并进行动态评估，适时根据心肺功能和健康状况的改善逐渐增加运动总量和强度。

评估与筛查：了解运动习惯和参与意愿，排除常见合并症，建议测定体脂成分和肌肉含量，并强烈推荐使用心肺运动试验以了解运动中的氧脉搏（心脏每次搏动输出的血量所摄取的氧量，可以用每分摄氧量除以心率来计算）拐点，确定安全的运动干预中的无氧阈心率，界定有氧运动的可靠参数，比如乳酸阈、通气阈、缺血阈，以供指导运动干预，提高心血管安全。

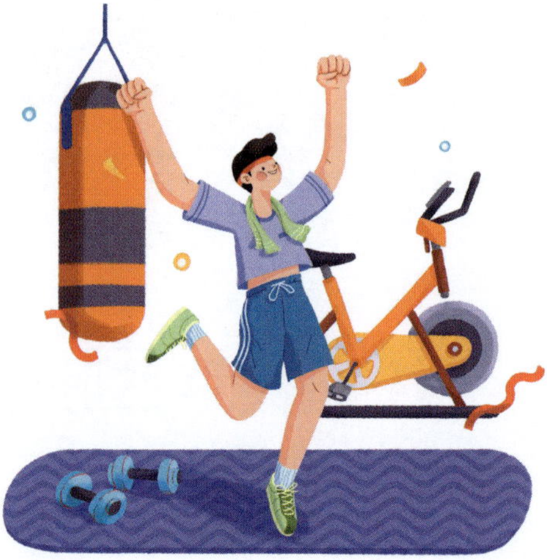

一、运动激活代谢

研究表明，规律的运动（抗阻训练 + 有氧耐力运动）可减少肝脏 20%~30% 的脂肪含量，即使体重未有明显变化的情况下。并且，肌肉量每增加 10%，胰岛素抵抗风险就会降低 11%，会间接改善脂肪肝。

抗阻训练：主要就是力量训练，增加肌肉量，改善胰岛素的敏感性和调节脂代谢的方式使体重下降。推荐力量训练，尤其是注重下肢和脊柱的稳定性训练，可以保持肌肉弹性和肌肉保有量，保持运动中的主动摄氧量；推荐自重抗阻训练，主要针对大肌肉群进行静态或等长阻力训练，比如站立踮脚、贴墙站马步，以增加大体重者足弓足踝的坚实度，保证各项动态训练的安全，减少受伤风险。静态或等长抗阻运动每次持续 2 分钟，运动 12~15 分钟；动态抗阻的力量训练建议每周 2~3 次，针对主要肌群，采用个人最大负荷强度的 50%~70%，每组肌群抗阻训练重复次数需循序渐进，以达到主观疲劳水平为适量。

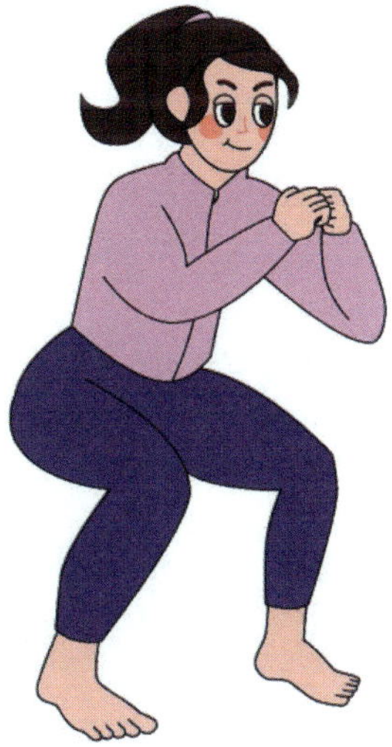

有氧耐力运动：进行有氧耐力运动需先测量静态心率，然后计

算出靶心率，并在运动时监测心率，使心率处于有氧耐力运动靶心率区间。靶心率的计算公式：靶心率 =[（220 – 年龄）– 静态心率]*（60%~80%）+ 静态心率。在减重时，成年人应该每周进行 150~420 分钟的有氧耐力运动；在体重维持阶段，应该每周进行 200~300 分钟的有氧耐力运动，如步行、骑车、游泳等持续性、有节奏的、运动大肌肉群的运动。同时，建议进行拉伸以增强身体柔韧性，如每周 2~3 次，静态拉伸每次持续 10~30 秒，每个动作重复 2~4 次。此外，培养运动习惯和爱好，帮助患者了解最大摄氧量概念和安全心率概念，以激发运动兴趣和对运动能量消耗概念的认知，对维持减重效果和长期运动习惯显得尤为重要。

二、中医运动疗法

肥胖症的中医药治疗遵循整体观念和辨证论治。在生活方式干预基础上，可依患者体质、中医辨证、季节时令、地理环境等因素进行辨证施膳；可采用中医导引法（如 24 式太极拳功法、八段锦功法、易筋经功法）辅助进行体重管理；也可运用“正念干预”作为中医心理调适方案进行行为心理干预。根据现有中医诊疗专家共识和研究文献，肥胖症的中医辨证分型可包括四种证型：脾虚湿阻证、胃肠湿热证、肝郁气滞证和脾肾阳虚证。此外，对于针灸相关疗法，如毫针 /

电针疗法、温针疗法、耳穴贴压疗法、穴位埋针法、穴位埋线法，建议在中医师辨证指导下采用，以充分发挥中医病证结合的治疗理念与治疗效果。推荐八段锦、穴位按摩法。

打卡手账

第五章

从踩坑到避坑：手把手教你识别常见误区

脂肪肝是一种常见的慢性疾病，其发病率逐年上升。在脂肪肝的管理和治疗过程中，患者常常会陷入一些误区，这些误区可能会影响治疗效果和疾病的进展。以下从饮食、运动和中医三个方面，解析脂肪肝患者常见的误区：

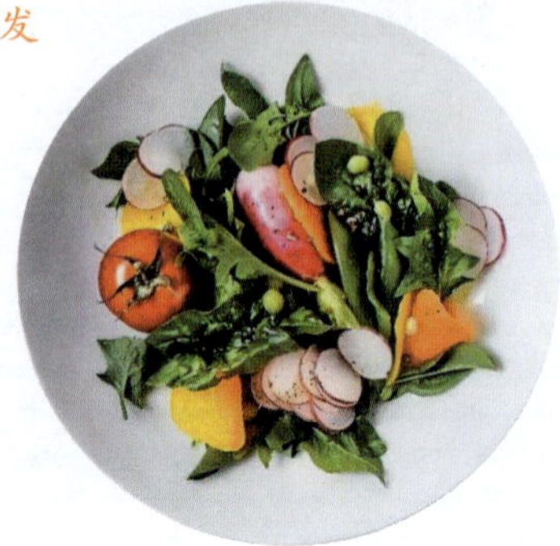

一、饮食误区答疑

1. 误区：吃素就能逆转脂肪肝

错误观点：许多人认为脂肪肝患者应该完全避免肉类，只吃素食。

事实：长期纯素食可能导致蛋白质摄入不足，反而影响肝脏脂肪代谢。优质蛋白（如鱼、豆类、鸡蛋等）是修复肝细胞的关键。

2. 误区：完全避免脂肪摄入

错误观点：脂肪肝患者应该完全避免脂肪摄入。

事实：完全拒绝脂肪会阻碍脂溶性维生素（如维生素 E）吸收，并且使用碳水化合物替代脂肪，会导致糖转化为脂肪堆积在肝脏。脂肪是人体必需的营养素，完全避免脂肪摄入会导致营养不均衡。应该选择健康的脂肪来源，如橄榄油、鱼油、坚果等，这些脂肪含有不饱和脂肪酸，对心血管和肝脏健康有益。

3. 误区：水果无害，可以大量吃

事实：高糖水果（如荔枝、芒果、榴莲等）过量会导致果糖在肝脏转化为脂肪，加重脂肪肝。建议选择低糖水果（如莓类、苹果等）并控制量。

4. 误区：过度依赖“去脂”食品

错误观点：选择“去脂”或“低脂”食品可以减少脂肪摄入。

事实：许多“去脂”或“低脂”食品可能含有更多的糖分和添加剂，以补偿口感和味道。这些额外的糖分可能导致血糖升高，增加肝脏负担。建议选择天然、未加工的食物，避免过多依赖加工食品。

5. 误区：忽略饮食结构的整体平衡

错误观点：只要减少脂肪摄入，其他食物可以随意吃。

事实：饮食结构的整体平衡非常重要。高糖、高盐、高热量的食物仍然可能导致肥胖和代谢紊乱，加重脂肪肝。建议均衡摄入蛋白质、膳食纤维、维生素和矿物质。

6. 误区：依赖“保肝食品”或保健品

事实：某些保健品（如过量维生素 A、D 等）可能加重肝脏负担。护肝的关键是均衡饮食，而非单一产品。

7. 误区：喝酒少量没关系

事实：酒精直接损伤肝细胞，即使少量也可能加速脂肪肝进展，

尤其是酒精性脂肪肝患者需严格戒酒。

二、运动误区答疑

1. 误区：运动量越大越好

错误观点：脂肪肝患者需要大量运动才能减重和改善肝脏健康。

事实：过度运动可能引发肌肉损伤或代谢紊乱。推荐中等强度有氧运动（如快走、游泳、骑自行车等），每周 150 分钟以上。

2. 误区：运动后可以随意吃喝

错误观点：运动后可以随意进食，因为已经消耗了足够的热量。

事实：运动后暴饮暴食会抵消效果，需要控制总热量摄入，避免高糖高脂食物。

3. 误区：局部减脂可消除肝脏脂肪

事实：减脂是全身性的，无法针对肝脏。需要通过全身运动结合饮食调整降低内脏脂肪。

4. 误区：只做有氧运动，忽视力量训练

错误观点：脂肪肝患者只需要进行有氧运动。

事实：抗阻训练（如深蹲、俯卧撑）可增加肌肉量，提升基础代谢率，有助于长期减重和维持健康体重。建议结合有氧运动和力量训练，以达到最佳效果。

5. 误区：忽视运动的持续性和规律性

错误观点：偶尔进行高强度运动即可。

事实：脂肪肝的改善需要长期坚持（至少 3~6 个月），所以运动需要持续性和规律性，短期效果不明显易导致放弃。建议制订长期的运动计划，并坚持执行。

三、中医调理误区

1. 误区：盲目服用“保肝中药”

事实：何首乌、土三七等中药可能引起肝损伤。需要在中医师指导下辨证用药（如湿热型、脾虚型用药不同）。

2. 误区：认为脂肪肝就是“肝火旺”

事实：脂肪肝中医分型多样，如痰湿内阻、脾虚气滞等，需要根据体质调理，而非一味清热泻火。

3. 误区：依赖针灸或拔罐代替治疗

事实：针灸、拔罐可辅助改善代谢，但无法替代饮食运动等基础治疗。

4. 误区：喝凉茶“排肝毒”

事实：过度清热可能损伤脾胃，加重代谢紊乱。脂肪肝的“毒”多与痰瘀相关，需综合调理。

5. 误区：食疗方万能（如决明子泡水、枸杞代茶）

事实：单一食材作用有限且需要结合个人体质，如枸杞湿热体质者不宜过量。

四、中药滥用风险

脂肪肝患者在中医调理过程中，若盲目滥用中药，不仅无法有效改善病情，还可能加重肝损伤，甚至诱发药物性肝病。

（一）药物性肝损伤

1. 中药成分复杂

中药成分复杂，长期或大量服用会增加肝脏负担，甚至引发肝细胞损伤。

2. 不合理的用药

不遵医嘱乱用药、自行使用偏方、秘方等，容易导致药物性肝损伤。

3. 药物相互作用

中西药联合应用时，如果药物间相互作用不当，可能增加肝损伤风险。

4. 个体差异

不同人对中药的耐受性不同，部分人群可能因遗传因素或肝脏功能较弱而更易受损。

（二）特定中药的肝毒性

1. 何首乌

含有多种成分，长期服用会增加肝脏负担，甚至引起肝损伤。

2. 川楝子

具有潜在的肝毒性，尤其是剂量过高时，可能直接损害肝细胞。

3. 马兜铃酸类中药

已被证实可能导致肾损伤和肝癌，对肝脏的潜在伤害较大。

4. 黄药子

含有毒性成分，若不控制剂量，可能引发严重的肝功能损害。

5. 大黄

长期大量使用可能引发肝脏的慢性损伤。

6. 雷公藤

毒性极强，一般只适用于短期、特定病症的治疗，长期使用可能对肝脏和肾脏造成严重威胁。

（三）脂肪肝患者中药使用原则

1. 严格辨证施治

需要由中医师根据体质开具处方，如痰湿型使用陈皮、苍术、茯苓；

湿热型使用茵陈、栀子、黄芩；气滞血瘀型使用丹参、柴胡、郁金。

2. 避免肝毒性药材

禁用或慎用已知肝损伤中药（如土三七、千里光），必要时监测肝功能。

3. 短期、适量使用

中药调理以 3 个月为周期，定期复查肝酶（ALT、AST），避免长期不间断服用。

4. 选择正规渠道药材

购买经药品生产质量管理规范（GMP）认证的中药饮片，避免不明来源的“民间偏方”。

5. 联合治疗需谨慎

若同时服用西药（如降脂药、胰岛素），需间隔 2 小时以上，并告知医生用药史。

6. 监测肝功能

长期使用中药的患者应定期进行肝功能检查，特别是在用药后 5~90 天内，这是肝损伤的高发期。如果出现乏力、食欲下降、恶心、厌油、尿色深黄等症状，应及时就医。

（四）综合管理

1. 生活方式干预

中药治疗应结合健康的生活方式，包括合理饮食、适量运动、戒酒限烟等，以减轻肝脏负担。

2. 谨慎使用保健品

避免自行长期服用中药或中药保健品，这些可能增加肝损伤风险。

中药不是“天然无毒”，脂肪肝患者在使用中药时需特别谨慎，避免滥用中药，尤其是已知具有肝毒性的中药。应在专业医生的指导下使用中药，要辨证用药、短期监测、避免肝毒性成分。要在专业中医师指导下，结合饮食运动综合干预，而非自行服药。若服药后出现乏力、黄疸、食欲下降，立即停药并就医排查药物性肝损伤。同时，结合健康的生活方式，可以更好地管理脂肪肝，减少肝脏损伤的风险。

总之，脂肪肝的管理和治疗需要综合考虑饮食、运动和中医等多个方面。患者应避免常见的误区，选择科学、合理的方法进行干预。建议在专业医生或营养师的指导下，制定个性化的治疗方案，以达到最佳效果。同时，患者应保持积极的生活态度，坚持健康的生活方式，以改善肝脏健康和整体健康状况。

五、饿肚子能瘦肝，快速减重更危险

脂肪肝患者不能通过饿肚子来瘦肝，快速减重则更加危险，虽然短期内体重可能下降，但这种方式会加重肝脏损伤，甚至导致肝功能恶化。

1. 脂肪分解过快，肝脏负担加重

饥饿时，身体会大量分解脂肪组织，释放游离脂肪酸（FFA）进入血液。肝脏需要处理这些 FFA，若超出代谢能力，会重新合成甘油三酯并堆积在肝细胞中，导致脂肪肝恶化。

2. 肝细胞损伤

长期饥饿可能引发肝细胞损伤，进一步影响肝脏的正常功能。

3. 蛋白质不足，肝脏修复受阻

长期饿肚子会导致蛋白质摄入不足，影响肝脏合成载脂蛋白（如 ApoB），使脂肪无法正常转运出肝脏，加重脂肪堆积。严重时可能引发蛋白质 – 能量营养不良性脂肪肝。

4. 低血糖和代谢紊乱

饥饿状态易引发低血糖，迫使肝脏通过糖异生（分解肌肉、脂肪）维持血糖，过量的脂肪酸进入肝脏后，加重代谢压力。进一步加重肝脏负担，导致脂肪堆积。可能诱发胰岛素抵抗，进一步促进脂肪肝进展。

5. 肌肉流失，基础代谢率下降

饿肚子时，身体会分解肌肉供能，肌肉流失，导致肌肉量减少、代谢率降低，使减重变得更加困难，后期更容易反弹，形成“越饿越胖”的恶性循环。

6. 胆汁淤积和胆结石风险

长期饥饿减少胆汁分泌，增加胆固醇沉积风险，可能诱发胆结石或胆汁淤积，间接损害肝脏。

7. 反弹风险高

体重波动损害肝脏，快速减重后，多数人会因代谢适应和食欲反弹而复胖。反复的体重波动可能促进肝脏纤维化进展。

快速减重还具有许多风险，例如快速减重可能导致大量脂肪分解，超过肝脏的代谢能力，导致脂肪在肝脏内堆积，加重脂肪肝。快速减重还可能引发代谢紊乱，导致体内毒素堆积，进一步损害肝脏功能。

✦ 其他健康风险

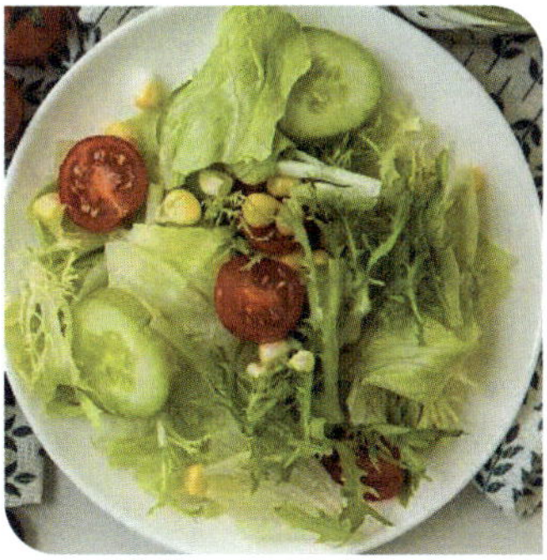

◎营养不良：快速减重可能导致身体缺乏必要的营养物质，如蛋白质、维生素和矿物质，影响整体健康。

◎代谢率下降：身体进入“节

能模式”，代谢率下降，减重变得更加困难。

◎心理问题：快速减重可能带来心理压力，导致焦虑、抑郁等心理问题。

◎肌肉流失：大量消耗肌肉，降低基础代谢率，容易反弹。

✦ 我们应该科学减重及瘦肝

◎控制热量，但不要极端节食：每日热量缺口 300~500 kcal（如减少油腻主食，而非不吃）。保证蛋白质摄入（每 kg 体重 1.2~1.5 g），如鸡蛋、鱼类、豆制品。

◎选择低 GI（升糖指数）饮食：用全谷物（如燕麦、糙米）替代精制碳水（如白米饭、面条），避免果糖（如含糖饮料、高糖水果）过量。

◎结合运动，保护肝脏代谢：保证每周 150 分钟有氧运动，直接消耗肝脏脂肪。保证每周 2~3 次抗阻训练，维持肌肉量。

◎规律进食，避免长时间空腹：少量多餐（如 3 餐加上 1~2 次健康加餐），避免饥饿状态下暴饮暴食，保持饮食均衡，摄入足够的蛋白质、膳食纤维和健康脂肪。

◎必要时医学干预：合并糖尿病 / 代谢综合征者，可在医生指导下使用 GLP-1 受体激动剂（如司美格鲁肽）或维生素 E（针对非酒精性脂肪性肝炎）。

◎定期体检：定期检查肝功能、血脂水平和体重变化，及时调整治疗方案。

总之，饿肚子或极端节食不仅不能有效改善脂肪肝，反而可能加重肝脏损伤。快速减重同样存在诸多风险，可能导致肝脏负担加重、营养不良、代谢紊乱等问题。科学减重应通过合理饮食和规律运动实现，避免极端方法，定期监测健康指标，确保减重过程安全有效。如果需要个性化减重方案，建议咨询专业医生或营养师。

六、消瘦体形，真能高枕无忧远离脂肪肝吗？

消瘦体形的人同样可能得脂肪肝！脂肪肝并非肥胖人群的“专利”，即使体重正常或偏瘦，也可能因代谢异常、营养不良、胰岛素抵抗等因素患上脂肪肝，这种情况被称为“瘦人脂肪肝”。

1. 隐形脂肪（内脏脂肪高）

有类人群可能因久坐、缺乏运动，导致肌肉量低、代谢率下降，脂肪更容易堆积在肝脏。虽然看起来瘦，但内脏脂肪（如腹部、肝脏）超标，属于“瘦胖子”。

2. 胰岛素抵抗

常见的亚洲人群，尤其是腰围超标（男性≥ 90 cm，女性≥ 85 cm）的“瘦子”，可能因遗传（如家族糖尿病史）、不良饮食（高糖、高精制碳水）导致胰岛素抵抗，促使肝脏合成更多脂肪。

3. 营养不良性脂肪肝

蛋白质缺乏（如长期素食、极端节食）导致载脂蛋白合成不足，脂肪无法从肝脏运出，堆积形成脂肪肝。维生素 / 矿物质（如胆碱、维生素 E、锌）缺乏影响肝脏脂肪代谢。

4. 快速减重或体重波动

瘦人若曾快速减重（如节食、减肥药），可能导致脂肪分解过快，大量游离脂肪酸涌入肝脏，诱发脂肪肝。

5. 其他代谢或遗传因素

某些基因变异（如 PNPLA3、TM6SF2）会增加瘦人患脂肪肝的风险。甲状腺功能减退、多囊卵巢综合征（PCOS）等疾病也可能导致瘦人脂肪肝。

脂肪肝不是胖人的专属，瘦人因代谢异常、营养不良、基因等因素同样可能患病。瘦人脂肪肝更隐蔽，需通过腰围、血糖、血脂等指标综合判断。

改善关键在于优化饮食（高蛋白、低糖）、运动增肌、纠正代谢问题，而非单纯减重。即使体重正常，若长期疲劳、右上腹隐痛或体检发现肝功能异常，建议排查脂肪肝。

消瘦体形人群应该如何预防脂肪肝？首先，应该合理饮食，减少高糖、高脂食物摄入，多吃蔬菜水果、全谷物等富含膳食纤维的食物。

同时，要保证足够的优质蛋白摄入，如鸡胸肉、鱼肉、虾肉等，避免营养不良。其次，应该适量运动，每周至少进行150分钟中等强度有氧运动，如快走、慢跑、游泳等。最后，必须戒酒限烟，酒精和烟草中的有害物质会加重肝脏负担，尽量远离。同时定期体检，定期监测肝脏健康状况，早发现问题早治疗。如果是代谢综合征患者，要积极治疗原发病，控制好血糖血脂水平。

总之，消瘦体形的人也不能忽视脂肪肝的风险，需要通过合理饮食、适量运动、戒酒限烟、定期体检等措施来预防脂肪肝。

打卡手账

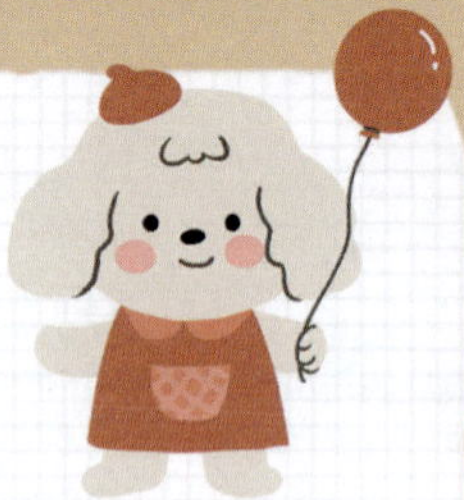

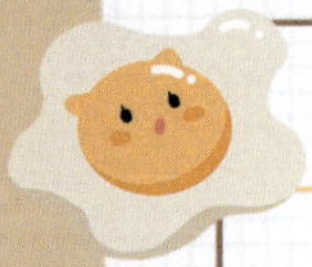

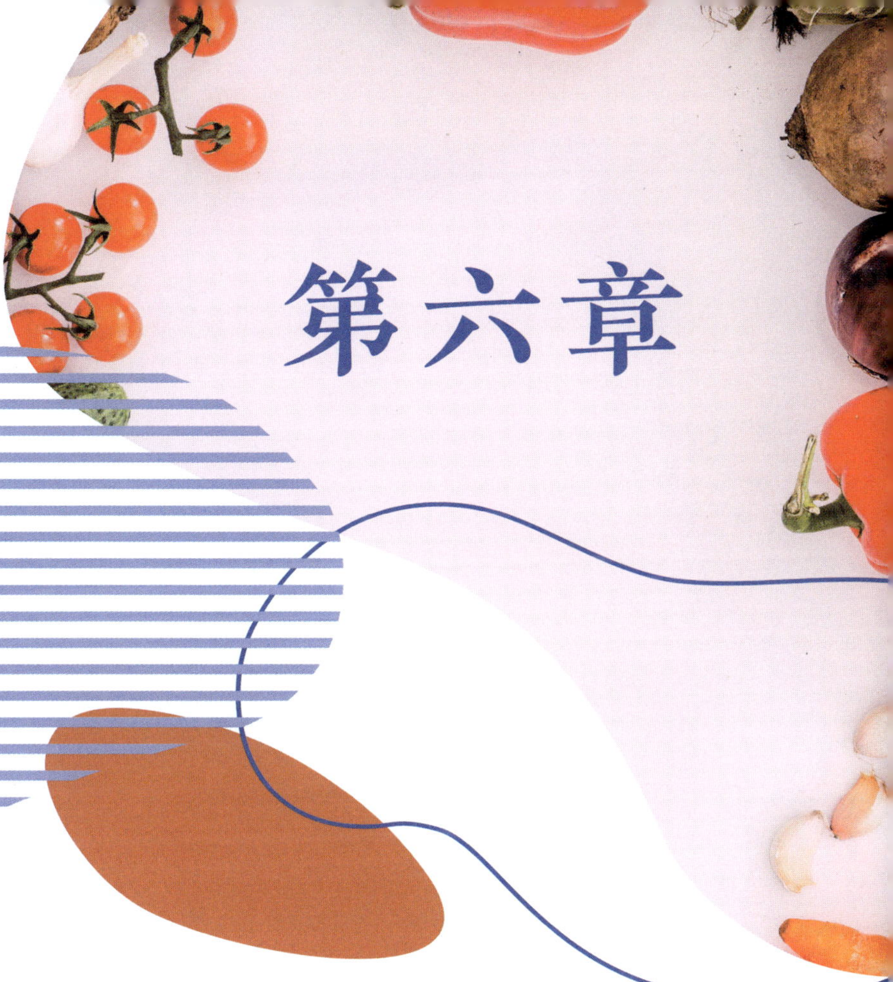

第六章

个性化执行管理

脂肪肝患者的个性化执行工具和管理方法是近年来研究和实践中的重要方向，以下是一些基于最新研究和临床实践的个性化管理工具和方法：

一、个性化饮食管理

1. 饮食计划制订

根据患者的体重、身高、性别、年龄和活动水平，计算每日所需热量，并制订低脂、低糖、高纤维的饮食计划。增加膳食纤维的摄入，如燕麦、糙米、蔬菜和水果，有助于减少脂肪吸收。增加优质蛋白的摄入，如鱼类、豆类和瘦肉，有助于维持肝脏健康。

2. 营养补充剂

每天补充 500 mg 槲皮素或 30 g 亚麻籽粉，有助于降低肝脏脂肪含量，水飞蓟素、多烯磷脂酰胆碱等 OTC 药物或营养补充剂有助于改善肝功能。

二、个性化运动方案

1. 运动类型和强度

结合有氧运动和抗阻训练，如每周进行 150 分钟中等强度有氧运动和 2 次抗阻训练。高强度间歇训练（HIIT）也被证明对减少肝脏脂肪含量有效。

2. 运动计划的动态调整

根据患者的运动耐受性和身体反应，动态调整运动强度和类型。使用可穿戴设备监测运动数据，提供实时反馈和个性化建议。

3. 运动监测工具

（1）智能手环 / 手表：实时监测心率、步数、消耗热量，避免运动过量（脂肪肝患者心率上限 =180– 年龄）。

（2）运动 APP：制订个性化计划，记录运动轨迹，生成周 / 月进步报告（如“本周有氧时长增加 5%”）。

三、药物治疗和生活方式干预

1. 药物治疗

对于肝功能异常的患者，可使用保肝药物如多烯磷脂酰胆碱。对于伴有高脂血症或胰岛素抵抗的患者，可使用降脂药或胰岛素增敏剂。

2. 生活方式干预

戒烟限酒，保持规律作息，避免熬夜。同时保持良好的心理状态，避免过度紧张和焦虑。

四、中医个性化治疗

根据患者的症状、体征、舌象、脉象等进行综合分析，制定个性化的中医治疗方案。例如，对于肝郁脾虚型脂肪肝患者，采用疏肝健脾的方法进行治疗。

五、中药和针灸治疗

使用具有保肝、降脂、抗氧化作用的中药，如丹参、山楂、决明子等。针灸和推拿可以调节人体的气血运行，改善肝脏功能。

六、个性化监测和评估

1. 定期体检

定期进行肝功能检查、血脂水平、血糖水平和影像学检查（如超声或 CT），监测病情变化。根据检查结果调整治疗方案，确保治疗的有效性和安全性。

2. 患者教育和自我管理

提供患者教育，帮助患者了解脂肪肝的病因、危害和治疗方法。鼓励患者积极参与自我管理，记录饮食和运动情况，定期与医生沟通。

通过上述个性化执行工具和管理方法，脂肪肝患者可以在医生的指导下，制定并执行适合自己的治疗方案，有效改善肝脏健康和整体代谢状况。

打卡手账

第七章

附表

附表 1 胆固醇食物表

100 g 食物含胆固醇量（建议每天胆固醇摄入量小于 250 mg）

食物 100 g	胆固醇 （mg）	食物 100 g	胆固醇 （mg）	食物 100 g	胆固醇 （mg）
鸡蛋黄	1 510	河蟹	267	猪脑	2 571
鸡蛋	585	海蟹	125	猪肾	405
黄油	296	蚬子	257	肥猪肉	109
奶油	209	鲫鱼	130	瘦猪肉	81
小虾米	525	大黄花鱼	86	猪肝	288
海虾	117	刀鱼	76	鸡肝	356

附表 2 各类食物选择推荐表

分类	优选食物	限量食物	不宜食物
谷薯类	蒸煮烹饪，粗细搭配的杂米饭、杂粮面等	精白米面类、粉丝、年糕等	油条、炸薯条、点心、奶油蛋糕、黄油面包等
水果类	柚子、蓝莓、草莓、苹果、樱桃等	冬枣、山楂、榴莲、香蕉、荔枝、甘蔗、龙眼、芒果等	水果罐头、果脯等
畜禽类	里脊肉、腱子肉、胸脯肉、去皮腿肉等	牛排、小排、肩部肉等；带皮禽类	肥肉、五花肉、牛腩、大肠、肥鹅肝等
饮料类	白水、淡茶水等	不加糖的鲜榨果汁	含糖及甜味饮料、加入植脂末或糖的奶茶、果汁饮料

附表 3 水果热量排行榜

1. 高热量 / 高果糖水果（谨慎食用）

水果	热量 (kcal/100 g)	果糖含量 (g/100 g)	风险提示
椰子肉	354	2.5	脂肪含量超高
榴莲	150	6.0	热量≈ 1 碗白米饭
荔枝	66	5.5	易引发血糖波动
芒果	60	4.7	升糖指数高
葡萄	69	8.1	果糖炸弹

建议：每周≤ 1 次，每次≤ 100 g（约半碗）。

2. 中热量 / 中果糖水果（适量食用）

水果	热量 (kcal/100 g)	果糖含量 (g/100 g)	健康吃法
香蕉	89	4.2	选择青香蕉抗性淀粉更高
苹果	52	5.9	带皮吃增加膳食纤维
橙子	47	3.2	吃果肉不榨汁
蓝莓	57	4.0	最佳抗氧化水果

建议：每日 100~150 g（约 1 个拳头大小）。

3. 低热量 / 低果糖水果（优先选择）

水果	热量 (kcal/100 g)	果糖含量 (g/100 g)	护肝成分
草莓	32	2.4	鞣花酸（抗纤维化）
木瓜	39	2.8	木瓜蛋白酶助消化
柚子	38	2.3	柚皮苷改善胰岛素抵抗
杨桃	31	1.8	利尿排毒
柠檬	29	1.1	促进肝脏解毒

建议：每日可吃 200 g，最佳食用时间：两餐之间。

打卡手账

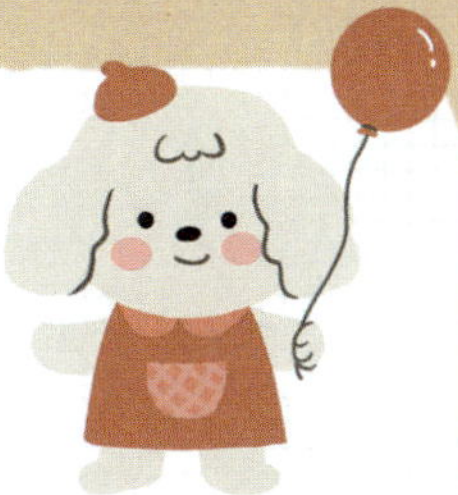

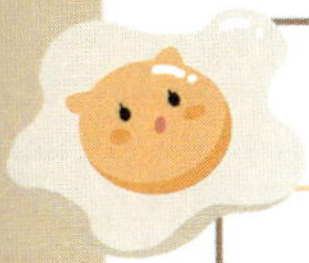